드림

콩슈니의 시크릿 파우더룸

나의 첫 화장품

콩슈니의 시크릿 파우더룸
나의 첫 화장품

초판 1쇄 인쇄 2018년 1월 12일
초판 1쇄 발행 2018년 1월 19일

지은이 김수진

발행인 장상진
발행처 (주)경향비피
등록번호 제2012-000228호
등록일자 2012년 7월 2일

주소 서울시 영등포구 양평동 2가 37-1번지 동아프라임밸리 507-508호
전화 1644-5613 | **팩스** 02) 304-5613

ISBN 978-89-6952-219-1 13590

· 값은 표지에 있습니다.
· 파본은 구입하신 서점에서 바꿔드립니다.

콩슈니의 시크릿 파우더룸

나의 첫 화장품

| 김수진 지음 |

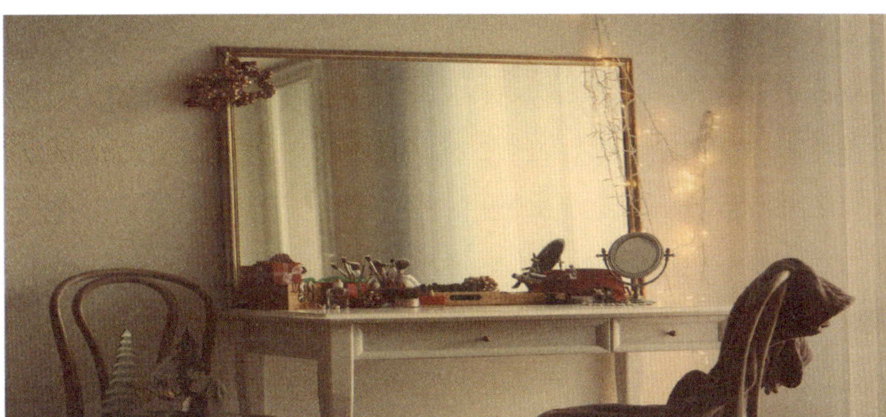

경향BP

Prologue

안녕하세요. 뷰티 크리에이터 콩슈니입니다. 저는 화장품을 매우 좋아합니다. 일명 '코덕(코스메틱 덕후)'이지요. 대학시절에 용돈을 벌려고 화장품 매장에서 아르바이트를 하면서부터 화장품을 좋아하게 되었어요. 원래는 화장을 잘하는 편도 아니었죠. 아르바이트를 하며 화장품을 한두 개 구매하기 시작했고 점점 화장대 위에 화장품이 늘어났습니다. 화장품을 좋아하다 보니 제 블로그에는 화장품 관련 글이 많아졌어요.

그러던 어느 날 평소처럼 블로그에 홈쇼핑에서 구매한 마스카라의 평을 올렸는데, 그 글이 베스트 상품평에 올랐습니다. 마스카라 제품 사진, 발색 사진을 다양한 각도로 찍어 하나로 합쳐서 올렸던 게 좋은 평가를 받았습니다. 제 글이 주목받으니 기뻤고, 베스트 상품평으로 추가 포인트를 받는 것도 좋았습니다. 이후 상품평 작성에 재미를 붙여 본격적으로 뷰티 블로그를 운영하기 시작했어요.

상품평뿐만 아니라 일상의 소소한 이야기, 구매한 화장품과 선물받은 화장품의 리뷰 등을 올렸습니다. '1일 1포스팅'이라는 목표로 매일 블로그에 리뷰를 올리다 보니 방문자 수가 점차 늘어나 뷰티 블로거로 자리를 잡게 되었습니다. 그렇게 차근차근 저만의 뷰티 노하우를 알리는 방향으로 블로그 색깔을 입힐 수 있었습니다. 코스모폴리탄 블로그 어워즈와 네이버 뷰스타리그 콘테스트에서 수상한 것을 계기로 제 블로그가 제품 리뷰보다 정보 전달에 치중한 콘텐츠가 되길 바랐습니다. 제가 쓴 제품 리뷰와 화장품 노하우를 공유하고, 관심사가 비슷한 이들과 소통하는 게 좋았습니다. 그렇게 쌓인 뷰티 관련 글은 저만의 포트폴리오가 되었죠.

뷰티 블로거로서 꾸준히 블로그를 운영하다 보니 방송 출연, 강의, 메이크업 시연 등 다양한 기회가 생겼습니다. 특히 2015년 하반기에 영상 채널을 오픈하면서부터는 영상 콘텐츠도 제작했죠. 영상 콘텐츠는 짧은 시간에 정확한 정보를 압축해 전달해야 해서 기획이 매우 중요합니다. 기획에 시간이 많이 걸릴 수밖에 없는데, 그 과정이 블로그와는 또 다른 재미가 있어서 푹 빠졌습니다.

제가 올린 영상 콘텐츠 중에서 특히 반응이 좋았던 것은 제품 비교 및 제형 비교 영상이었습니다. 파운데이션의 타입별 비교, 크림 종류별 비교, 자외선 차단제 비교 등 비교 영상 콘텐츠가 큰 인기였죠. 실제로도 어떤 걸 비교해 달라는 댓글 요청이 많았어요. 저는 더 많은 이에게, 또 다른 경로로 제 뷰티 노하우를 알리고 싶다는 마음이 들었습니다.

그동안 쌓은 경험을 살려 기본 뷰티 상식, 단계별 화장품 비교, 화장품 고르는 노하우 등 뷰티 정보를 한 권의 책에 담았습니다. 화장품에 관심이 생긴 사람, 메이크업을 시작한 사람, 피부가 좋아지고 싶은 사람, 화장품을 고르는 게 어려운 사람 등에게 도움이 되었으면 좋겠습니다.

뷰티 크리에이터 콩슈니 김수진

Contents

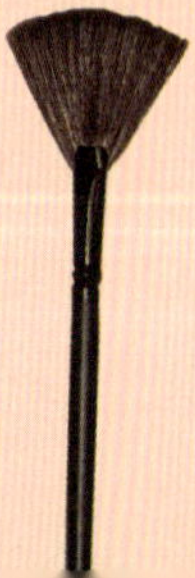

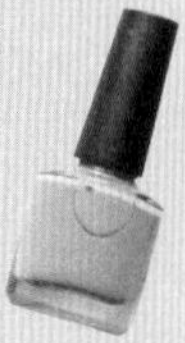

PART 2 화장품 꿀팁 AtoZ

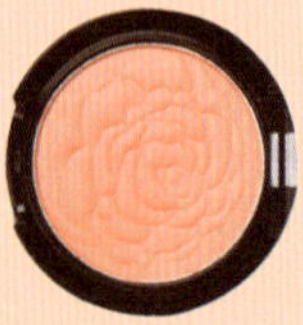

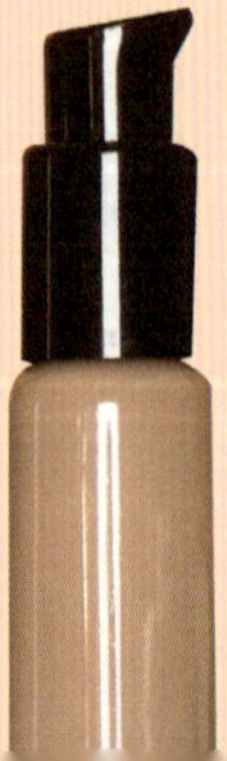

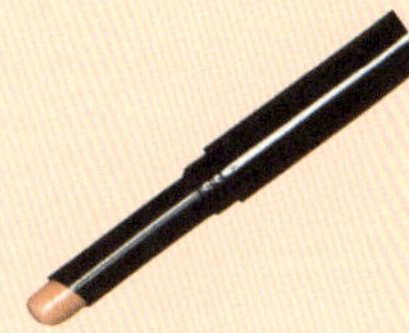

PART 3 뷰티 Q&A 베스트 8

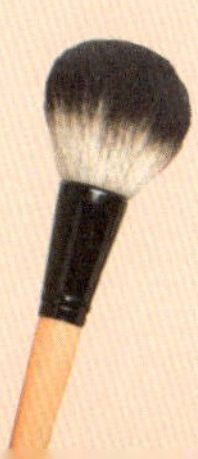

MY FIRST Makeup

나의첫화장품

PART 1

피부 관리 & 메이크업 A to Z

1

스킨 케어

SKIN CARE

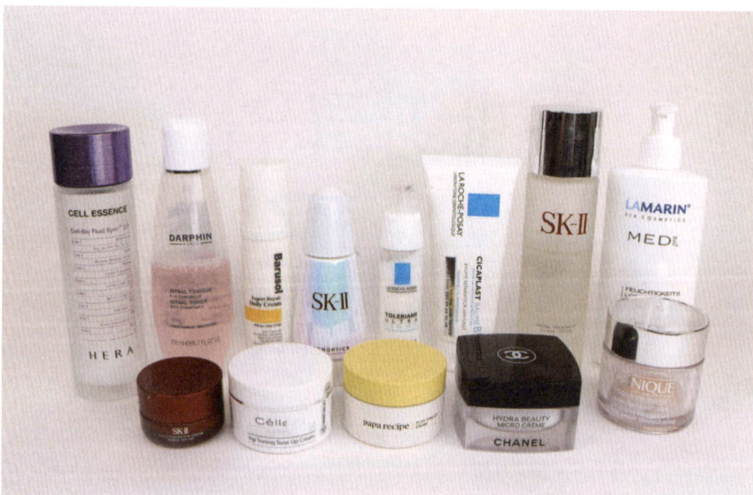

MY
FIRST
MAKEUP

1 토너 단계, 클렌징의 마지막 단계이자 기초의 첫 단계

클렌징의 마지막 단계

토너 단계는 화장솜에 토너를 적셔 얼굴결을 따라 닦아내는 단계이다. 토너 단계가 기초의 첫 단계라는 건 다들 알고 있는데, 클렌징의 마지막 단계라는 것은 아직 잘 모르는 것 같다.

얼굴을 화장솜으로 닦아내고 보면, 방금 세안했는데도 화장대까지 오는 동안 먼지가 쌓인 것에, 깨끗이 클렌징했다고 생각했는데 제대로 안 되었다는 것에, 신경 써서 관리했다고 생각했는데 각질이 많이 쌓인 것에 놀랄지도 모른다.

특히 눈에서 아이메이크업 잔여물이, 목 주변에서 파운데이션이 묻어 나오는 경우가 많다. 이렇듯 토너 단계에서 클렌징시 미처 다 씻어내지 못한 부분을 발견할 수 있다. 만약 닦아내지 않고 손바닥에 스킨을 덜어 그냥 흡수시켰다면 노폐물이 그대로 남아 피부에 쌓였을 것이다. 그러므로 세안 직후 토너로 닦아내는 것은 매우 중요하다.

기초의 첫 단계

토너 단계는 메이크업을 할 때 건너뛰면 안 되는 첫 단계로 다음 단계의 제품 흡수를 돕는다. 빗물은 눈보다 빨리 땅에 흡수된다. 마찬가지로 기초 단계 화장품도 묽은 순서대로 발라야 피부에 흡수가 잘된다.

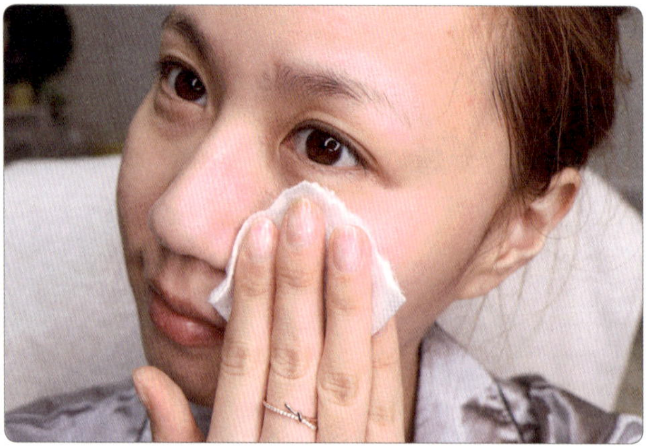

화장솜에 토너를 묻혀 얼굴 안쪽에서 바깥쪽으로 닦아낸다.

Make up tip 토너 단계에서 주의할 점

- 화장솜에 덜어내는 토너 양을 조절하자. 토너 양이 너무 적으면 화장솜으로 인한 마찰로 피부에 오히려 자극이 가해지고, 토너 양이 너무 많으면 얼굴에 남은 토너가 다음 단계 화장품의 흡수를 방해한다.
- 민감성 피부는 무알코올 토너를 사용하자. 알코올 토너는 토너의 알코올이 증발하면서 피부를 더 건조하게 만들어서 자극적일 수 있다. 민감성 피부는 순한 무알코올 토너가 좋다.
- 얼굴을 닦아낸 화장솜은 그냥 버리지 말고, 목, 귀, 팔꿈치 등을 닦자. 목과 귀 관리에 소홀하기 쉬운데, 토너 단계에서 사용한 화장솜으로 사각지대를 함께 관리하면 좋다.

계절별 토너 사용법

묽은 토너, 콧물 스킨, 워터 타입 에센스 등 다양한 토너가 있다. 여름에는 산뜻한 토너와 각질 정돈 토너를 주로 사용하고, 겨울에는 보습감이 더 좋은 에센스 제형 토너와 콧물 제형 토너를 주로 사용한다.

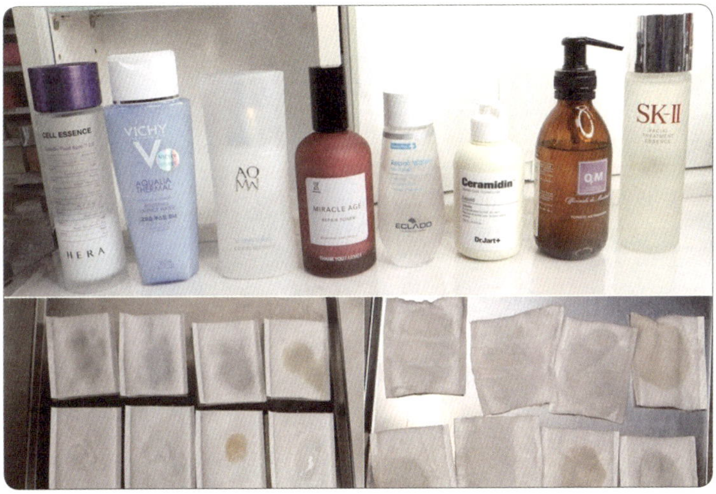

(위) 각기 다른 토너 제형
(아래) 토너 사용 후 화장솜 상태

토너 vs 스킨?
에센스 vs 세럼 vs 앰플?

2

비슷해 보이는 액체인데 토너, 스킨, 소프너, 부스터, 스킨부스터, 워터에센스 등 이름이 제각각이다. 어떤 차이가 있을까? 모두 화장수는 맞다. 다만, 성분, 사용방법, 기능이 조금씩 다르다.

토너와 스킨

토너는 세안 직후 화장솜에 적당량 묻혀 닦아내듯 사용한다. 피부결을 정돈하고 클렌징 후 남은 메이크업 잔여물을 닦아내는 목적으로 사용한다. 요즘은 각질을 정돈하는 목적의 토너도 있다.

스킨은 손바닥에 덜어 바르는 화장수를 말한다. 스킨 케어 제품 중 물이 제일 많이 들어 있어서 가장 묽다. 용도에 따라 이름이 다르다.

에센스와 세럼과 앰플

영어로는 에센스(essence), 프랑스어로는 세럼(serum)이라고 말하기도 한다. 여기서는 간단히 각각의 특징을 설명하겠다. 에센스, 세럼, 앰플 모두 스킨과 로션 사이에 사용한다. 영양 성분 중 한두 가지 성분을 집중적으로 담고 있으며 농도와 효과가 각각 다르다.

- **에센스 :** 성분의 농도가 가장 연하고 특정 성분을 가볍게 농축했다.
- **세럼 :** 에센스보다 기능 성분의 농도가 좀 더 진하고 점도가 좀 더 높다.
- **앰플 :** 성분의 농도가 가장 진하고 에센스와 세럼보다는 가격이 비싼 편이다.

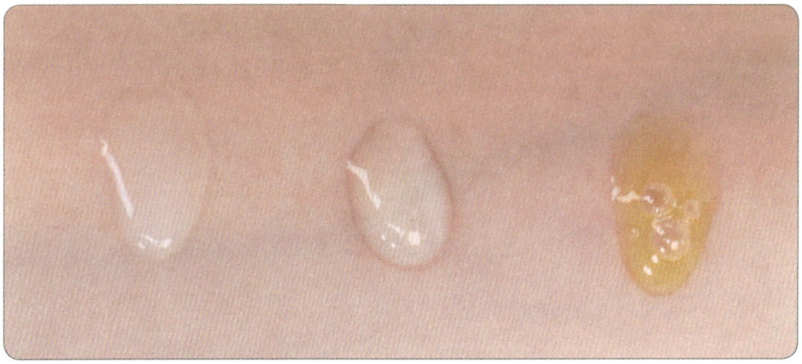

제형 비교 : 에센스, 세럼, 앰플(왼쪽부터)

Make up tip 피부 타입별 추천

토너, 스킨, 에센스, 세럼, 앰플을 모두 바를 필요는 없다. 자신의 피부 타입에 잘 맞는 제품을 적절히 골라 사용하면 된다. 건성 피부는 보습 성분이 더 들어 있는 토너로 피부결을 정돈하고, 농도가 진한 에센스로 깊은 보습감을 준다. 지성 피부에는 산뜻한 제형의 세럼을 추천한다.

미백크림, 재생크림, 탄력크림… 어떻게 골라야 할까?

3

스킨 케어 마무리 단계에는 피부의 수분을 빼앗기지 않기 위해 피부를 보호해주는 크림을 사용한다. 이런 역할을 하는 크림의 종류는 아주 다양하다. 그러다 보니 크림 선택에 대한 문의가 잦았고 나는 크림 선택을 어려워하는 이들을 위해 비교 영상을 만들었다.

탄력크림, 재생크림, 수분크림, 미백크림, 필링크림, 진정크림, 나이트크림, 보습크림 등 8가지 크림 종류를 비교했다. '뷰티 탐구생활-크림편(http://tv.naver.com/v/1982565)'을 참고하자.

크림은 공통적으로 수분 증발 방지를 위해 보습막을 씌워 피부를 보호해주는 기능이 있다. 피부에 수분이 부족하면 피부 보호를 위해 유분이 나오고, 반대로 유분이 부족하면 각질이 일어나므로 유수분 밸런스 조절이 중요하다. 자신의 피부 상태에 따라 수분크림을 쓸지 유분기가 많은 크림을 쓸지 고르면 된다.

보습크림

크림의 기본 기능인 보습에 치중한 크림이다. 건조한 피부를 보호하고, 민감한 피부를 진정시켜준다. 외부 유해물질로부터 피부를 보호해주고 피부장벽을 강화시켜주는 크림도 있다.

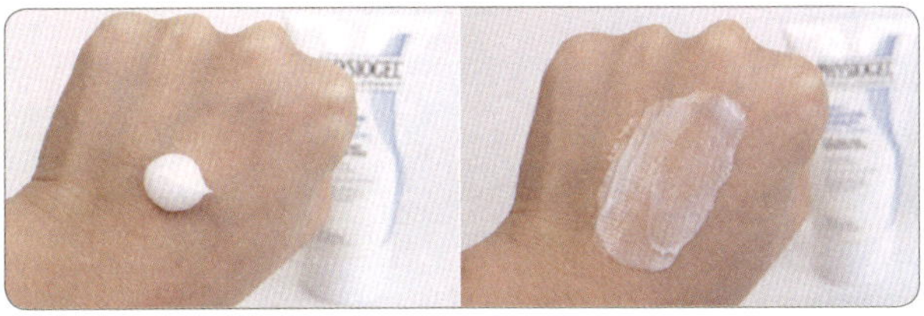

보습크림 제형과 발림성(제품 : 피지오겔 데일리 모이스처 테라피 페이셜 크림)

수분크림

건조하고 푸석한 피부에 수분을 채워준다. 속 당김이 심할 때에는 수분크림을 얇게 여러 번 덧발라주는 게 좋다. 피부가 달아올랐을 때에는 수분크림을 차갑게 해서 잠자리에 들기 전에 두텁게 발라 슬리핑팩으로 활용해도 좋다.

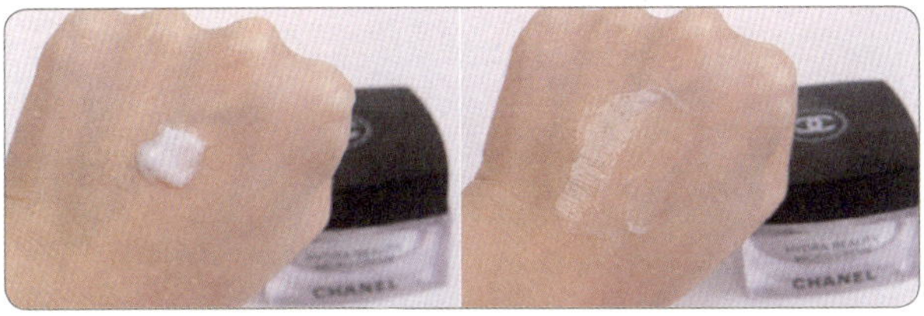

수분크림 제형과 발림성(제품 : 샤넬 이드라뷰티 마이크로 크림)

미백크림

여름철에 햇빛에 그을렸을 때, 피부색이 칙칙할 때 사용하면 좋은 크림이다. 미백 화장품은 자외선으로 인한 기미나 주근깨 등을 완화시키고 멜라닌 색소의 생성을 억제시킨다. 나이아신아마이드, 닥나무추출물, 비타민C 등 미백 기능 성분이 들어간 제품을 고르면 된다.

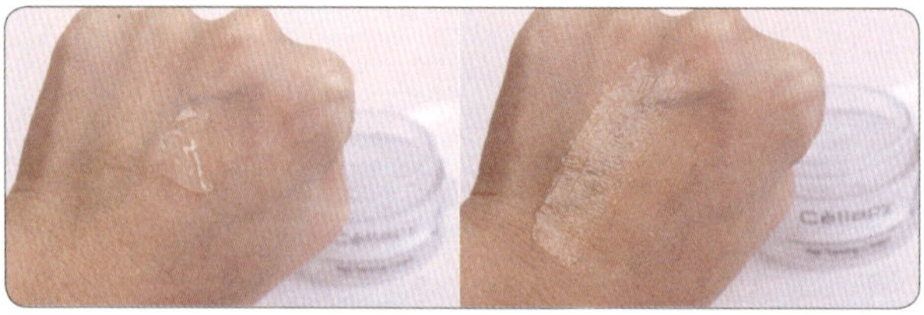

미백크림 제형과 발림성(제품 : 셀라피 아기토닝 크림)

톤업크림

'즉시 미백크림'이라고도 불린다. 꾸준히 사용해야 효과가 보이는 미백크림과 달리 즉각적으로 효과를 확인할 수 있다. 바르면 금세 피부 톤이 환해진다. 적당한 톤업이 되어 '생얼크림', '민낯크림'으로도 불린다. 부득이하게 민낯을 공개해야 할 때 스킨 케어 메이크업 효과가 있다.

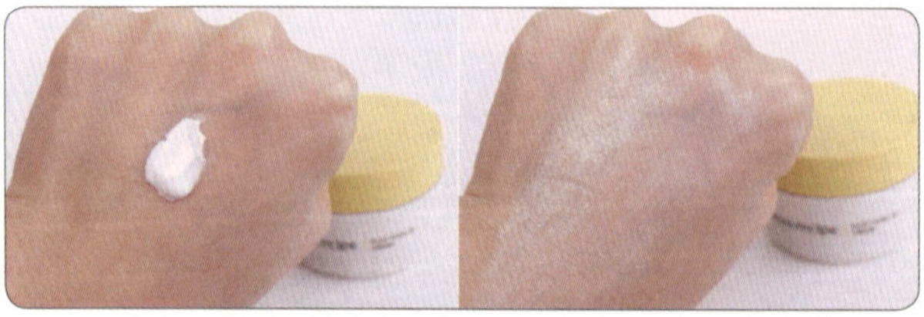

톤업크림 제형과 발림성(제품 : 파파레서피 플러스 톤 업 크림)

탄력크림

주름 개선 효과에 치중한 크림이다. 잔주름이 고민일 때, 피부 탄력이 떨어졌을 때 마무리 단계로 탄력크림을 발라주자. 피부가 탄력을 잃으면 잔주름이 많아지고, 피부가 푸석해지며, 모공을 조여주는 힘도 약해져 모공이 넓어진다. 피부 탄력 관리는 안티에이징의 첫 걸음이다. 레티놀,

아데노신 등이 주름 개선에 좋은 성분이다.

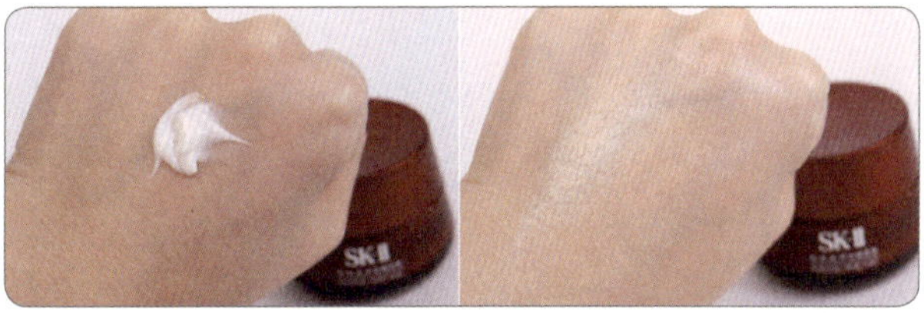

탄력크림 제형과 발림성(제품 : SK-II RNA파워 래디컬-뉴에이지 크림)

재생크림

피부과 시술이나 트러블 압출 후에 피부의 빠른 회복을 위해 사용하는 크림이다. 시술로 자극을 받은 피부는 진정과 회복이 더욱 중요하다. 피부과에서 여드름 압출 시술 후에 재생크림을 꾸준히 사용했더니 상처가 빠르게 낫는 걸 실감한 적이 있다. 요즘은 더마코스메틱뿐 아니라 로드숍 브랜드에서도 재생크림이 많이 출시되고 있다.

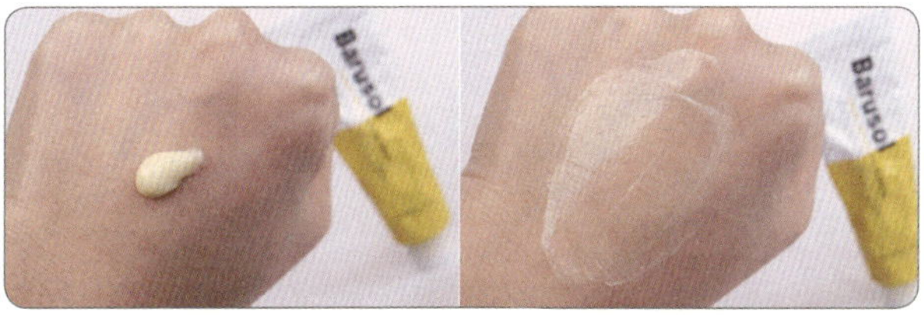

재생크림 제형과 발림성(제품 : 바루랩 바루솔 엑스퍼트 리페어 살브 크림)

필링크림

각질을 녹이면서 피부를 뽀얗게 관리해주는 크림이다. 필링크림을 바르고 바로 화장하면 오히려 피부에 자극이 되므로 저녁에 사용하는 게 좋다. 매일 사용하면 자극적일 수 있으니 일주일에 두 번 정도 바르는 게 적당하다. 각질을 정돈하면서 pH밸런스를 맞춰주어 피부장벽 강화에 도움을 준다.

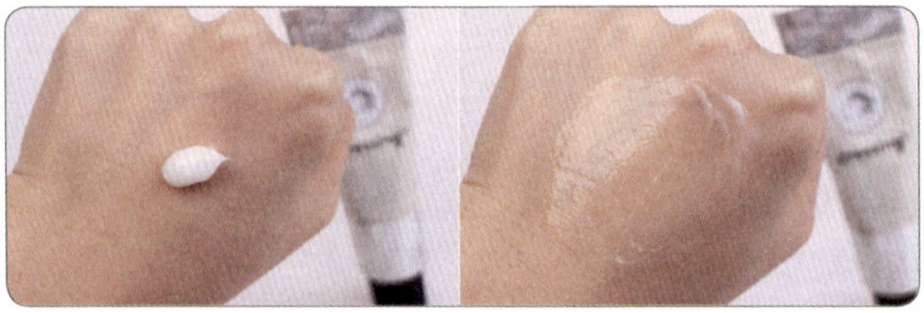

필링크림 제형과 발림성(제품 : 드레싱82 마일드필 히알루로닉 겔크림)

나이트크림

밤에 자기 전에 바르는 크림이다. '어떤 크림이든 밤에 듬뿍 바르면 나이트크림 아니야?'라고 생각하는 사람이 있을지도 모른다. 하지만 나이트크림, 슬리핑팩으로 나오는 제품은 보습감이 훨씬 깊다. 자는 동안 피부에 깊은 보습감을 주어 낮 동안 외부 자극으로 민감해진 피부를 회복시켜준다. 나이트크림을 바르고 푹 자고 일어나면 다음날 아침 피부가 확실히 달라진 것을 느낄 수 있다.

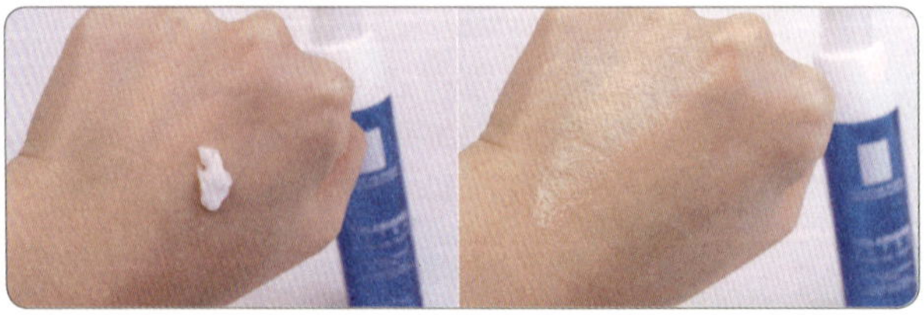

나이트크림 제형과 발림성(제품 : 라로슈포제 똘러리앙 울트라 수앙 드 뉘 SOS 나이트 케어 크림)

Make up tip

상황별 크림 추천

봄, 가을에는 보습크림을 데일리크림으로 사용하고, 여름에는 수분크림을 자주 사용하고, 겨울에는 밤 타입의 리치한 제형의 크림을 주로 사용한다. 또한 피부가 칙칙할 땐 미백크림을, 탄력을 잃었을 땐 탄력크림을, 피부 각질이 심할 땐 필링크림을, 예뻐 보이고 싶을 땐 톤업크림을 사용한다. 자신의 피부 상태에 따라 그때그때 걸맞은 크림을 사용하자.

2

선 케어

SUN CARE

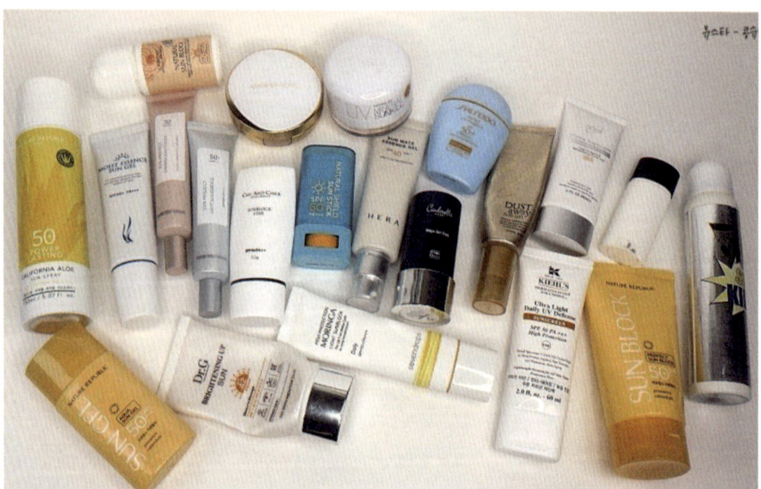

MY
FIRST
MAKEUP

자외선 차단은 365일 매일 해야 한다

1

자외선은 피부에 좋지 않은 영향을 미치므로 최대한 피하는 것이 좋다. 자외선은 영어로 'Ultraviolet'이고 '보라색보다 위에 위치한 선'이란 의미로 줄여서 'UV'라고 한다. 자외선은 UV A, UV B, UV C로 나누고, 그중 파장이 가장 짧은 UV C는 오존층에서 99% 이상 흡수되어 지표에 거의 도달하지 않는다. 자외선 차단제는 주로 UV A와 UV B를 차단한다.

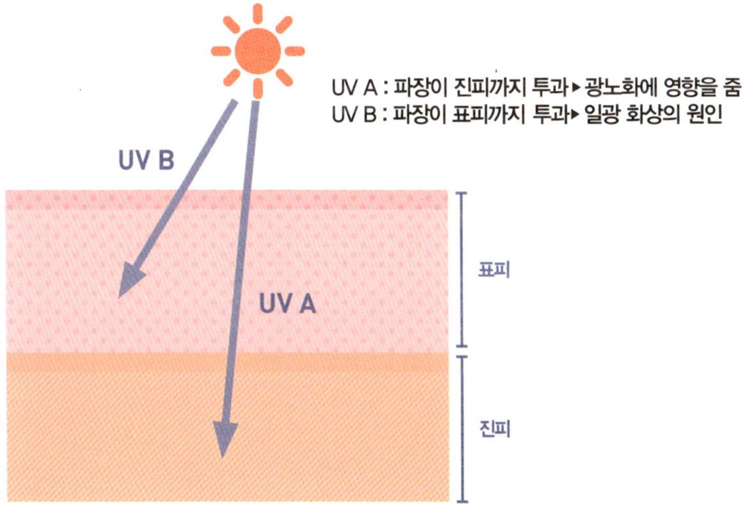

365일 자외선 차단에 신경 써야 하는 이유

자외선에 오래 노출되면 피부가 붉어지는 홍반반응이 일어나고, 심한 경우 화상을 일으키기도 한다. 자외선에 피부가 노출되면 점차 멜라닌 양을 증가시켜 색소 침착을 일으키고, 피부·기미·주근깨가 생기게 된다.

자외선에 장시간 노출된 트럭 운전사의 사진이 화제가 된 적이 있다. 운전석 창문 쪽 얼굴이 반대쪽보다 훨씬 주름이 많았다. 나는 365일 자외선 차단제를 바른다. 학창시절에는 체육시간에 꼭 선크림을 발랐을 정도다. 최근에 피부 나이를 측정해본 결과 나의 기미 나이는 14세였다. 자외선 차단을 꾸준히 하니 자연스레 기미, 주근깨를 예방할 수 있었다. 피부 건강을 위해서는 반드시 자외선 차단을 해야 한다.

2

자외선 차단지수 읽는 법

자외선 차단제에는 'SPF50+, PA+++' 같은 차단지수가 적혀 있다. SPF 다음 숫자는 무엇이고 PA 뒤에 있는 + 개수는 무슨 의미일까? 우선 SPF와 PA에 대해서 살펴보자.

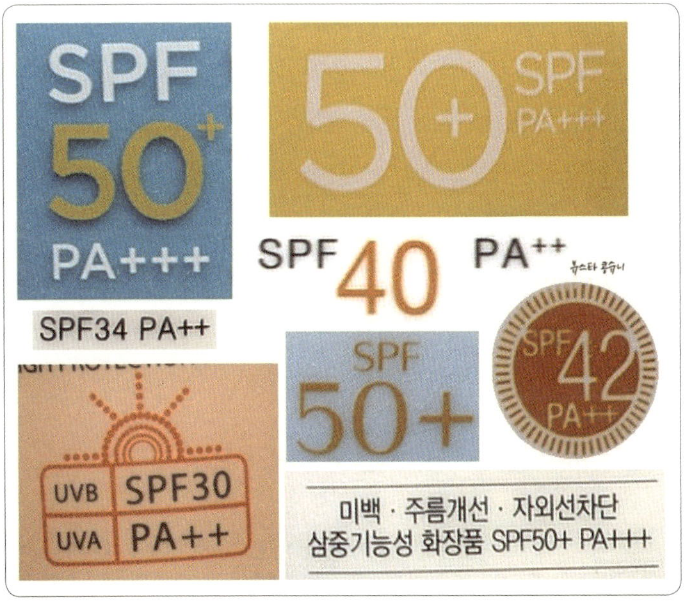

차단지수 표기 예

SPF와 PA

SPF(Sun Protection Factor) 다음 숫자는 UV B의 자외선 강도를 어느 정도 낮추었느냐를 의미한다. 예를 들어 SPF30인 자외선 차단제를 사용하면, 자외선의 양이 1/30이 된다는 말이다. 자외선 강도가 일정할 때 15분 만에 홍반이 일어나는 사람이라면 SPF30을 발랐을 경우에는 450분 만에 홍반이 일어나게 된다.

PA(Protection grade of UVA)는 UV A의 자외선 강도 차단 정도를 말한다.

UV A와 UV B

그렇다면 UV A와 UV B는 뭘까? UV A는 피부를 검게 태워 멜라닌을 생성시키고, 탄력을 저하시키는 광선이다. 파장이 길어 피부 깊숙한 진피까지 침투한다. UV B는 피부 염증, 붉어짐, 화상을 일으키는 광선으로 표피까지 침투한다. 비타민D 합성을 촉진시키기도 하지만 색소 침착과 피부 화상을 일으키기도 한다.

Make up tip 자외선 차단지수 선택

자외선 차단지수가 무조건 높다고 좋고, 낮다고 나쁜 게 아니다. 상황에 걸맞게 사용하는 게 가장 좋다. 일상생활에는 'SPF20~30, PA+++' 자외선 지수를, 야외 활동에는 'SPF30 이상, PA+++' 자외선 지수를 선택하자.

TIP

자외선 차단지수에 대한 Q&A

Q 자외선 차단지수는 어떻게 읽어야 해요?

A 지인이 화장품 매장에서 차단지수를 읽었는데 매장 직원이 웃었다며 차단지수 읽는 법을 물어보았다. 어떻게 읽었냐고 물었더니 "에스피에프 오십에 피에이 더하기 세 개요."라고 읽었다고 한다. 특별히 정해진 것은 아니지만 'SPF50+, PA+++'라고 하면 보통 '에스피에프 오십뿔에 피에이 뿔뿔뿔'이라고 읽는다.

Q SPF50+은 뭐예요?

A 한국 식약청에서는 SPF50 이상이 되면 차단 가능 시간이 거의 차이가 없다고 보고 SPF 표기 기준을 SPF50으로 한정하고 있다. 실제로 외국에서는 SPF100도 출시되고 있다. 자외선 차단력이 SPF70이나 SPF100과 같이 SPF50 이상으로 측정된 제품에는 일괄적으로 50 뒤에 플러스(+) 표시를 붙여 SPF50+로 표기한다.

Q 자외선 차단은 낮이나 여름에만 하면 되는 거 아니에요?

A 오전 10시~오후 3시에 자외선이 가장 강하지만, 다른 시간대에도 생활 자외선이 있으니 늘 신경 써야 한다. 여름이나 햇빛이 강렬한 날의 자외선 차단도 중요하지만, 겨울철 스키장 눈밭에 반사되는 자외선이 훨씬 강력하다. 자외선 차단제를 바르지 않고 스키를 타면 피부가 검게 그을리기 십상이니 겨울 자외선도 조심하자.

Q 자외선 차단제를 바르는 노하우가 있나요?

A 보통 자외선 차단제를 얼굴에만 신경 써서 바르는 경우가 많은데, 귀·목·뒷목 등에도 꼼꼼히 발라주어야 한다. 반팔과 민소매를 입을 때에는 팔도 신경 써서 자외선 차단제를 발라주자. 귀에 기미가 생긴 경우를 본 적이 있다. 세세한 곳까지 꼼꼼히 바르도록 하자. 특히 앞모습뿐 아니라 뒷모습도 신경 쓰자. 뒷목 자외선 차단을 소홀히 하다가 뒷목만 검게 그을릴 수 있다.

무기자차 vs 유기자차 쉽게 구분하는 법

3

어느 여름에 '무기자차 유기자차 구분하기'라는 블로그 포스팅을 올린 적이 있는데, 글의 조회수가 연일 300명을 넘었다. 무기자차와 유기자차에 대한 뜨거운 관심을 확인할 수 있었다. 무기자차와 유기자차는 자외선 차단 방법으로 구분할 수 있다.

무기자차

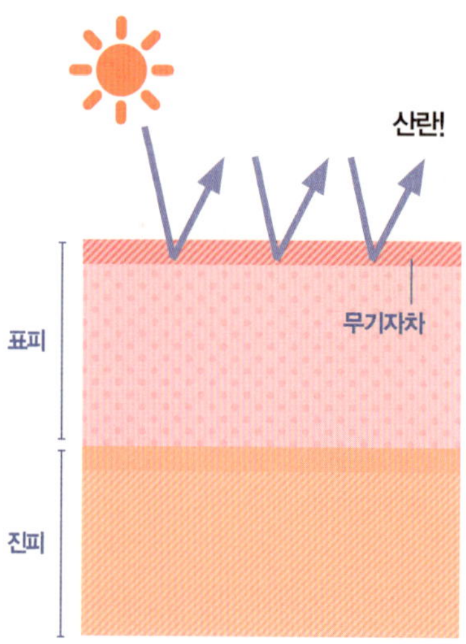

유기자차

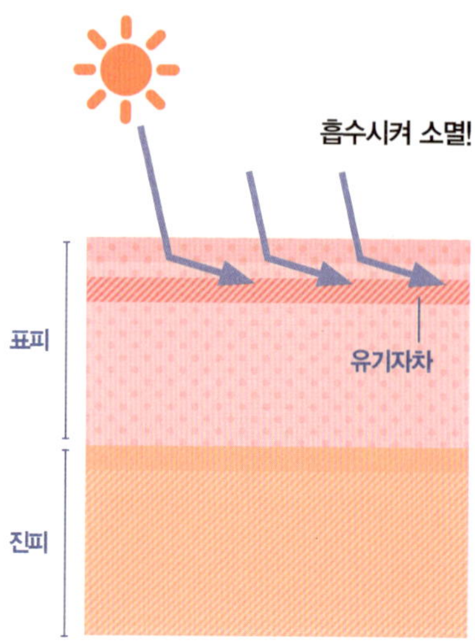

무기자차

무기자차는 물리적 자외선 차단제이다. 피부에 막을 형성해 자외선이 투과하지 못하게 하여 자외선을 물리적으로 반사시키는 방식으로 자외선을 차단한다.

유기자차

유기자차는 화학적 자외선 차단제이다. 화학성분이 피부에 흡수되고 난 뒤 자외선과 반응을 일으켜 열에너지로 바꾸어 자외선을 흡수시켜 소멸시키는 방식으로 자외선을 차단한다.

무기자차와 유기자차의 비교

	무기자차	유기자차
장점	자극이 적음 민감한 피부에도 사용 가능	백탁현상 덜함 발림성, 사용감 좋음
단점	백탁현상 뻑뻑한 발림성 번들거림	자극적 민감성 피부일 경우 피부 문제가 발생하기 쉬움

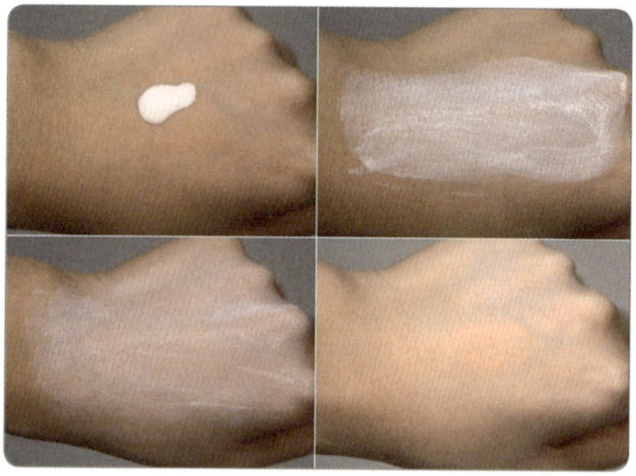

무기자차는 발림성이 뻑뻑하며 백탁현상이 있다.

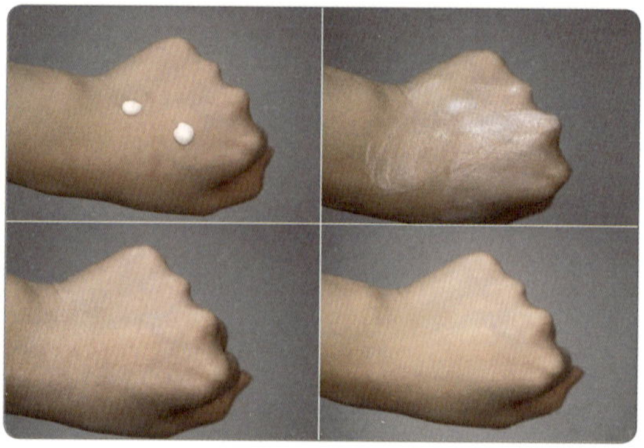

유기자차는 수분크림처럼 부드럽게 발리며 백탁현상이 없는 제품이 많다.

성분으로 간단히 구분하는 법

대표적인 자외선 차단 무기물질 성분으로는 티타늄디옥사이드(titaniumdioxide)와 징크옥사이드(zinc oxide)가 있다. 두 성분이 앞쪽에 있으면 물리적인 자외선 차단제이다. 반대로 에칠헥실메톡시신나메이트, 에칠헥실살리실레이트 등의 유기물질이 앞쪽에 있으면 유기자차이다.

요즘은 유기물질과 무기물질이 혼합된 혼합자차가 많다. 화학적 차단 성분은 많으나 물리적 차단 성분은 티타늄디옥사이드와 징크옥사이드가 대표적이므로 두 가지 성분만 기억하자. 혼합자차 전성분표에서 두 성분이 앞쪽에 있으면 물리적 차단물질이 더 많이 함유되어 있다는 의미이다.

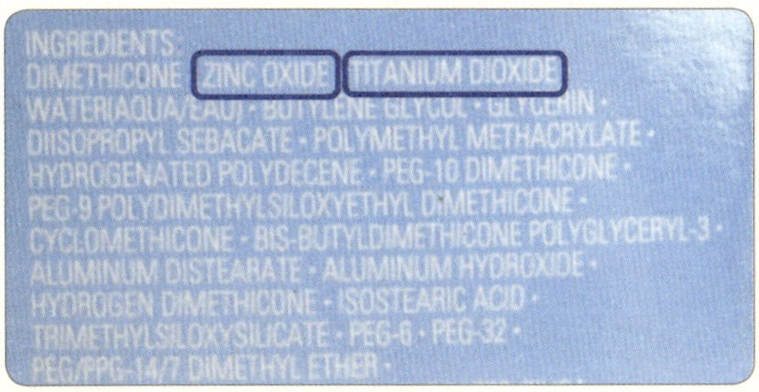

무기자차 : 티타늄디옥사이드, 징크옥사이드가 앞쪽에 위치한다.

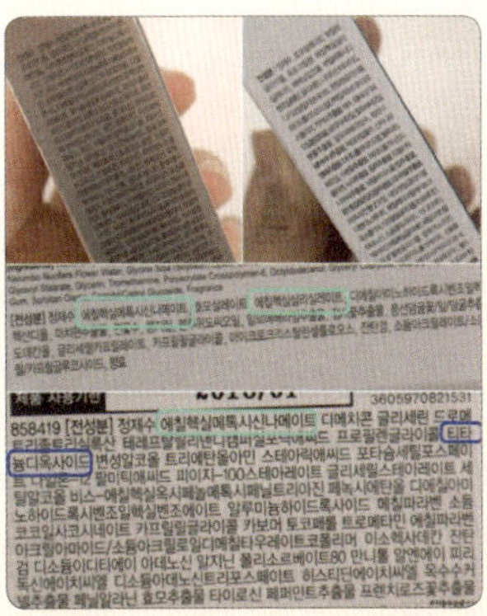

유기자차 : 전성분표에서 화학적 자외선 차단물질이 앞쪽에 위치한다.

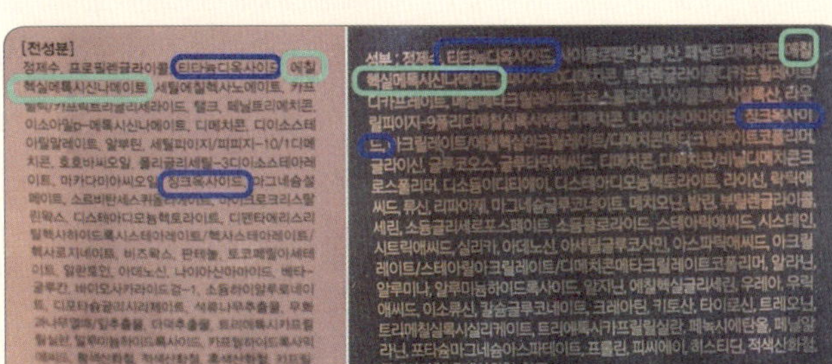

혼합자차 : 무기물질, 유기물질이 앞쪽에 함께 위치한다.

자외선 차단제 타입별 비교

4

자외선 차단제의 종류는 다양하다. 피부 타입, 제형, 자외선 차단 성분의 함량, 사용방식의 간편함 등에 차이가 있다. 자외선 차단제를 타입별로 비교해보고 자신에게 알맞은 것을 선택하자.

선크림

자외선 차단제의 대표격으로 가장 많이 사용한다. 제형의 점도나 색상도 제각각이다. 성분, 유분 정도, 백탁 정도, 수분감, 발림성, 자외선 차단 정도 등을 고려해 선택한다.

여성은 주로 스킨 케어 마무리 단계 후 메이크업 전에 바른다. 유분감이 많으면 파운데이션 흡수가 잘 되지 않기 때문에 여성은 수분감 좋은 선크림을 선호하는 경향이 있다. 남성은 선크림만으로 기초 단계를 마무리한 후 약간의 커버력을 주는 경우가 많다. 여름철 대용량의 보디용 선크림도 출시되어 용량에 따라 선택하기도 한다.

선젤

알로에젤 같은 에센스 제형으로 촉촉하고 발림성이 좋다. 여름철 덥고 습한 날에 무거운 자외선 차단제가 부담이라면 산뜻한 선젤을 추천한다. 유기자차인 경우가 많다.

선스틱

여름철 홈쇼핑에서 많이 팔리는 자외선 차단제이다. 손에 묻힐 필요 없이 쓱쓱 문지르기만 하면 돼서 사용이 간편하다. 대부분 용기 크기가 작아서 휴대도 간편하다. 특히 납작한 선스틱은 끝부분으로 콧대, 눈밑 등에 섬세하게 발라주기 좋다. 다만, 문지를 때 얼굴에 있던 유분이 선스틱에 묻을 수 있어서 문질렀던 부분으로 계속 문지르면 위생상 좋지 않다. 피부가 깨끗한 상태에서 바르고 선스틱에 묻은 잔여물은 수시로 닦아서 관리하자.

선리퀴드

워터 타입으로 부드럽게 발린다. 묽어서 골고루 펴 바르기에 좋지만 선크림보다 건조한 제품이 많다. 두껍게 발리는 선크림이 싫다면 가벼운 선리퀴드를 추천한다.

선스프레이 및 선미스트

자외선 차단제를 바르기 귀찮거나 손에 묻는 게 싫은 이에게 추천한다. 뿌리기만 하면 돼서 사용이 간편하다. 비행기 반입이 되지 않고, 수영장이나 락커룸 같은 밀폐된 공간에서 사용을 금하는 경우도 있으므로 휴대할 때 주의하자. 다른 제품에 비해 자외선 차단 성분의 함량이 적은 경우가 많아 여러 번 뿌려야 자외선 차단 효과가 있다.

선쿠션

메이크업을 하듯 스펀지에 머금고 있는 제형을 퍼프에 묻혀 얼굴, 몸 등에 톡톡 발라준다. 퍼프로 바르기 때문에 손에 묻지 않고 뭉침이 적다. 단, 다른 제품들에 비해 가격 대비 용량이 적고, 퍼프 위생 관리에 주의해야 한다.

선파우더

파우더 타입으로 기초 케어나 메이크업 후 마무리 단계에 바른다. 자외선 차단지수가 높은 제품이 많다. 특히 미네랄파우더는 피부에 얇은 미네랄 막을 씌워서 자외선을 반사시키고, 고운 가루로 뽀송하게 마무리되어 메이크업 고정에도 탁월하다.

3

베이스 메이크업

BASE MAKEUP

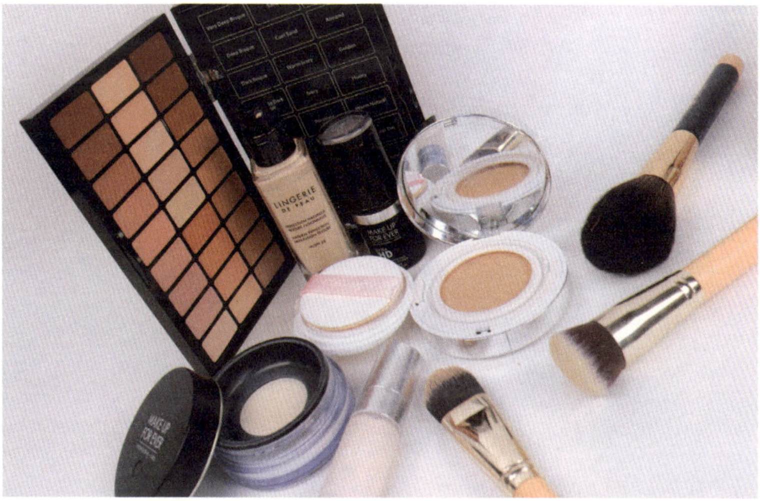

MY
FIRST
MAKEUP

화장이 밀리고 들뜰 때 대처법

1

메이크업이 밀리고 들뜨는 이유는 겹겹이 바른 화장품을 피부가 미처 흡수하지 못했기 때문이다. 화장이 들뜬다면 파운데이션을 바꾸기보다 스킨 케어에 주의하자.

스킨 케어를 온전하게 다 흡수시킨 후 베이스 메이크업을 해야 한다. 이때 문지르지 말고 여러 번 두드려 흡수시키자. 특히 피부가 너무 건조하면 각질이 일어난다. 그러면 파운데이션이 흡수되지 않고 그대로 들떠 버리게 된다. 다음의 대처법을 참고하자.

1 | 기초 케어를 충분히 흡수시킨 후 베이스 메이크업을 하자.

2 | 기초 단계부터 매트한 제품을 사용하면 밀릴 확률이 높다. 소프트한 제형부터 매트한 제형 순으로 발라주자.

3 | 문지르지 말고 충분히 두드려 겹겹이 흡수시키자.

4 | 묵은 각질이 많으면 화장이 쉽게 들뜬다. 평소에 각질 관리에 신경 쓰자.

5 | 외부에서 갑자기 화장이 밀렸다면 어떻게 해야 할까? 덧바를수

록 먼지, 제형, 피지, 땀 등이 뒤엉켜 더욱 밀리게 된다. 그럴 때는 메이크업을 살짝 걷어낸 후 미스트를 뿌리거나 크림을 살짝 발라주어 수분을 보충한 뒤 메이크업을 하자. 퍼프에 미스트를 뿌려 두드려주면 촉촉해서 흡수가 더 잘된다. 이때 최대한 얇게 덧바르는 게 좋다.

CC크림? BB크림? 파운데이션? 쿠션? 무엇이 다를까?

2

CC크림(Color Corrector)

피부톤을 정리해주는 베이스 제품이다. 수분감이 많아 당김 현상 없이 촉촉하고 편안한 피부 상태로 오래 유지시키고 다크닝이나 모공 막힘이 적다. 자연스러운 윤광 표현이나 피부톤을 화사하게 정리해줄 때 주로 사용한다. 커버 지속력은 약한 편이다. 커버가 필요할 때에는 컨실러나 파운데이션을 함께 사용하자.

BB크림(Blemish Barm)

BB크림은 원래 피부과나 에스테틱에서 처음 사용되었다. 피부 시술 후 흉터나 붉은기를 감추고 재생을 도와주었다. 자외선 차단과 프라이머 등 복합적인 기능이 들어가 자연스러운 피부 표현이 가능하다.

CC크림보다 커버력이 좋고, 파운데이션보다 피부 표현이 자연스럽다. 하지만 붉은기를 잡기 위해 만들어진 제품이다 보니 잿빛(회색빛)이 돌고, 시간이 지난 후 다크닝 현상이 발생하기도 한다. 컬러가 다양하지 못하다는 단점도 있다.

파운데이션(Foundation)

파운데이션은 피부 결점과 주름을 커버해주고 지속력이 좋으며 컬러도 다양하다.

쿠션(Cushion)

쿠션으로 어디서든 간편하게 메이크업을 할 수 있다. 2008년 아모레퍼시픽에서 에어쿠션을 출시한 뒤로 모든 브랜드에서 쿠션을 출시하고 있다. 쿠션 없는 사람이 없을 정도로 대중적인 아이템이다.

안에 있는 내용물이 BB크림이면 BB쿠션, 파운데이션 기능에 충실하면 파운데이션쿠션 등으로 표시한다. 용기를 자세히 보면 어떤 제형인지 명시되어 있다. 스펀지에 제형을 오래 머금고 있어야 해서 BB크림과 파운데이션에 비해 좀 더 묽은 편이다.

Make up tip

BB크림 vs 파운데이션

언뜻 보면 파운데이션과 BB크림은 제형이 비슷해 보이지만, BB크림은 잿빛을 띠는 경우가 많고, 커버력에서도 차이가 난다. BB크림은 얇게 발리면서 커버력이 적당한 편인데, 파운데이션은 웬만한 기미, 잡티는 다 가려질 만큼 커버력이 좋다.

피부에 트러블이 있을 때에는 얼굴 전체에 파운데이션을 바르는 것보다 피부 재생을 도와주는 BB크림을 사용하는 게 좋다. 메이크업이 오래 지속되어야 할 때에는 파운데이션을 사용하자.

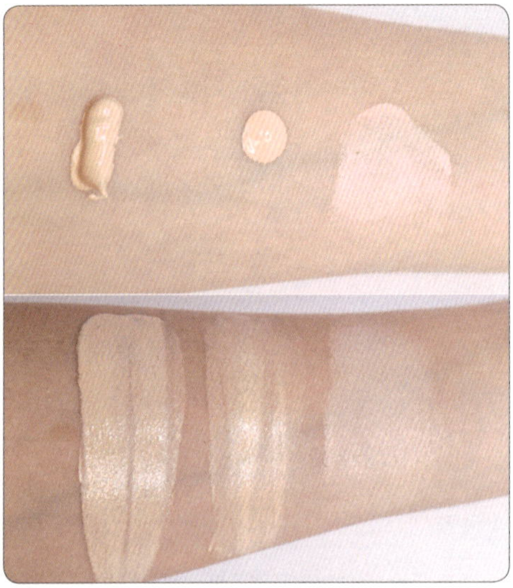

제형 비교 : BB크림, 파운데이션, CC쿠션(왼쪽부터)
비비크림과 파운데이션의 제형은 비슷하고, 쿠션이 좀 더 수분감이 많다.

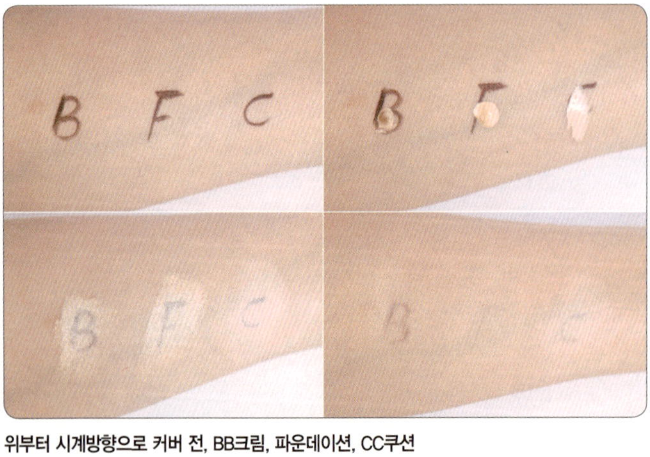

위부터 시계방향으로 커버 전, BB크림, 파운데이션, CC쿠션
커버력은 '파운데이션 〉 BB크림 〉 쿠션' 순으로 강하다.

3 파운데이션 타입별 비교

파운데이션이라고 하면 대부분 펌핑해서 사용하는 파운데이션을 떠올릴 것이다. 용기에 따라 리퀴드 타입, 크림 타입, 밤 타입, 쿠션 타입, 스틱, 트윈케이크 등 종류가 다양하다. 제형에 따라서도 워터 제형, 에센스 제형, 크림 제형, 보송하게 마무리되는 제형 등 다양하다. 용기에 따라 제품을 비교한 영상을 참고하자(http://tv.naver.com/v/1460402).

리퀴드 파운데이션

가장 기본적인 제형이다. 수분이 많고 유분이 적다. 커버력과 지속력 모두 좋다. 누구나 무난하게 사용할 수 있다.

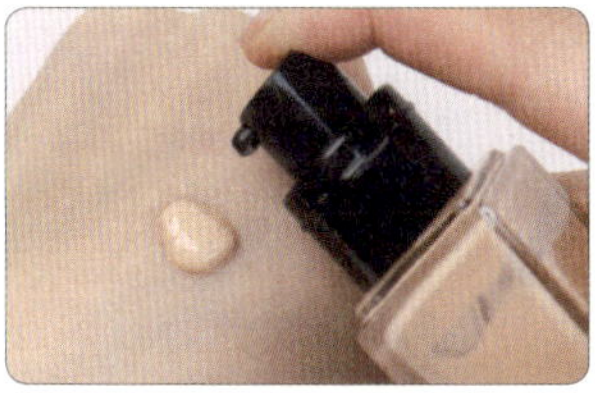

제품 : 겔랑 란제르 드 뽀 파운데이션

크림 파운데이션

매끈한 피부 표현에 좋다. 커버력이 좋다. 단, 양 조절이 힘들어 자칫 두껍게 발릴 수 있다. 덜어서 써야 해서 잘못하면 손톱에 낄 수 있으니 스패튤러를 사용하는 게 좋다.

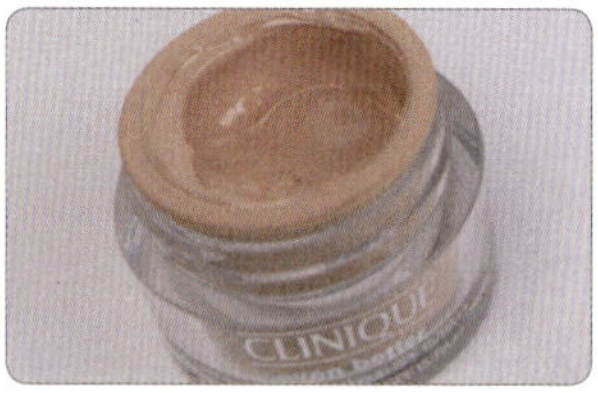

제품 : 크리니크 이븐 베터 플루이드 크림 파운데이션

스틱 파운데이션

지속력과 커버력이 모두 좋고, 양 조절이 쉬우며 바르기 편하다. 단, 리퀴드 타입보다는 발림성이 뻑뻑하고 수분감은 리퀴드보다 좋지 않다. 휴대가 간편해서 메이크업을 수정할 때 편하다. 리퀴드 파운데이션 사용 후 미처 가리지 못한 부분을 커버하기에도 좋다. 오일 성분이 많아 지성이나 중성은 코 주변을 피해 바르는 것이 좋다.

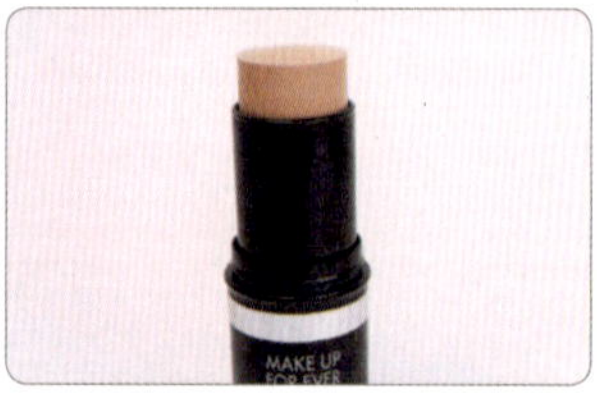

제품 : 메이크업포에버 울트라HD 인비저블 커버 스틱 파운데이션

쿠션 파운데이션

휴대가 간편하고 사용이 손쉽다. 쿠션 제형은 다른 파운데이션에 비해 커버력이 약하지만 촉촉해서 윤기 표현에 좋다. 특히 거울이 달려 있어 메이크업을 수정할 때 편하다. 퍼프는 자주 세척해주거나 교체해주는 게 좋다. 다른 타입에 비해 가격 대비 용량은 적은 편이다.

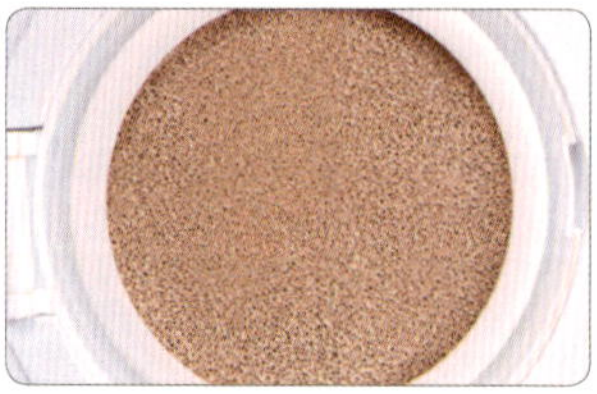

제품 : 셀라피 닥터지움 BB쿠션

콤팩트 타입

일명 '트윈케이크'라고도 하며 40대, 50대가 선호한다. 퍼프로 간편하게 바를 수 있어 시간이 절약되고 메이크업을 수정할 때 편하다. 단, 다른 제형에 비해 두껍게 발리고 마무리가 매트한 편이다. 양 조절이 중요하고, 베이스메이크업 후 마무리하는 느낌으로 발라주는 게 좋다.

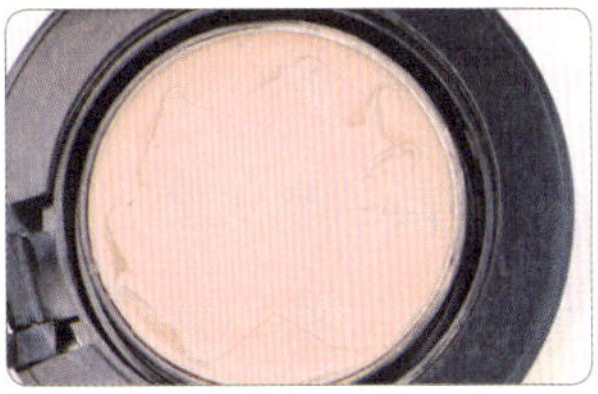

제품 : VT 콜라겐 팩트

브러시? 퍼프? 손?
어떻게 발라야 할까?

4

메이크업 분야에서는 '도구빨', '브러시빨'이라는 표현을 자주 쓴다. 파운데이션을 손으로 바르다가, 이후에는 퍼프를, 또 그 이후에는 브러시를 사용했다. 특히 '퍼프 vs 브러시'는 뷰티 크리에이터가 자주 다루는 주제이다. 어떻게 사용하느냐에 따라 제형의 흡수가 달라지기 때문이다.

손

손으로 파운데이션을 바르면 빠르게 펴 바를 수 있지만, 손에 잔여물이 묻게 된다. 손을 닦거나 물티슈로 닦아야 해서 번거롭고, 손에 있는 유분이 파운데이션 밀착을 방해해서 지속력이 떨어질 수 있다.

퍼프

손으로 두드리는 것보다 훨씬 밀착력이 높다. 원하는 크기로 잘라 쓸 수 있다. 라텍스, 웨지 퍼프, 똥 퍼프, 쿠션 퍼프 등 종류가 다양하다. 코나 눈밑처럼 좁은 부위에는 작게 조각내 사용한다. 물방울 퍼프나 똥 퍼프에 물을 적셔 사용하면 더 부드럽게 펴 바를 수 있다.

브러시

브러시는 메이크업 고수만 쓴다는 편견이 있는데, 사용이 익숙하지 않으면 붓자국이 나기 쉽기 때문이다. 브러시를 사용할 때에는 바르는 방향과 스킬이 중요하다. 브러시는 인조모와 천연모로 나뉘는데, 컨실러·파운데이션·립 제품 등 액체 타입은 천연모보다 인조모를 사용한다. 천연모는 파운데이션을 흡수하기 때문에 밀착이 잘되지 않는다. 파운데이션은 코팅된 인조모 브러시를 사용하는 게 좋다. 파우더, 아이섀도 등 가루 타입 제품은 천연모 브러시를 사용했을 때 발색이 더 잘된다.

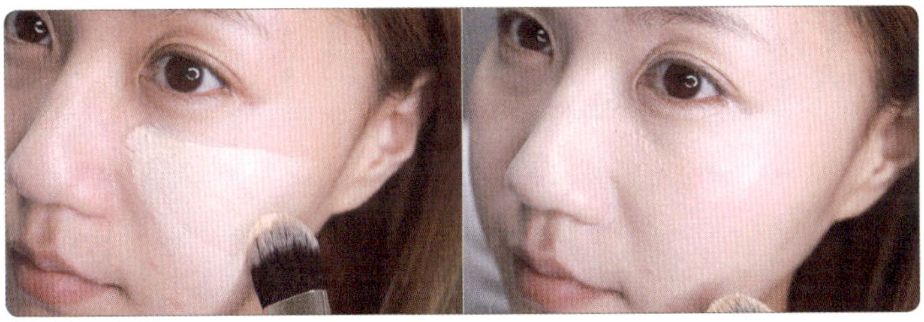

브러시로 파운데이션을 펴 바르면 얇게 펴 발린다.

Make up tip 브러시 결자국이 싫다면?

브러시를 빠르게 터치해주면 결이 덜 남는다. 이럴 땐 납작한 모양의 브러시보다는 둥근 모양의 브러시나 파운데이션 전용 '쓱싹이 브러시'를 사용하면 좋다. 파운데이션 브러시 종류는 다양한데, 메이크업포에버 154 STRAIGHT&WAVY, 더툴랩 101 멀티태스커를 추천한다.

브러시+퍼프

나는 브러시로 파운데이션을 바른 후 퍼프로 마무리하는 편이다. 브러시로 얼굴 안쪽에서 바깥쪽으로 피부결을 따라 파운데이션을 발라준 후 퍼프로 오랫동안 두드려 흡수시켜준다. 이렇게 하면 시간도 단축되고, 파운데이션 양도 절약되며, 얇게 밀착시킬 수 있다.

브러시, 퍼프 사용시 주의점

메이크업 도구 중에서 브러시와 퍼프는 위생에 각별히 신경 써야 하는 도구이다. 자주 세척하지 않으면 피부 트러블을 유발할 수 있기 때문이다. 파우치에 브러시를 가지고 다닌다면, 캡을 씌워 모를 보호하거나 따로 브러시 전용 파우치에 가지고 다니는 게 좋다.

브러시, 퍼프 세척법

브러시는 가격대가 다양한데 비싼 브러시를 신경 써서 관리해 오래 사용하면 오히려 이득일 수 있다. 천연모는 샴푸나 전용 클렌저로 세척하는 게 좋다. 브러시를 그냥 말리면 모가 상하거나 모양이 변하기 쉬우므로 모가 밑으로 가게 해서 말린다. 모를 너무 세게 문질러 세척하면 모가 망가지니 주의한다.

퍼프는 주물러서 빨아준다. 쿠션 퍼프는 지퍼백에 물과 전용 세척액이나 클렌징워터를 함께 넣고 밀대로 밀며 메이크업 잔여물을 빼준 다음 물로 헹구어주면 된다. 비싼 퍼프라면 세척 후 이틀 정도 말려서 사용하자. 세척이 번거롭다면 브러시 세트를 여러 개 구입해 돌아가면서 사용해도 된다. 드럭스토어에서 값싼 퍼프를 대량으로 구매하거나 1+1에 구매해서 일정기간 사용하고 교체해도 된다.

5

21호도 23호도 피부톤과 맞지 않을 때 대처법

우리나라 화장품 매장에는 파운데이션이나 비비크림의 컬러가 21호나 23호인 경우가 대부분이다. 한국인이 제일 많이 찾는 컬러이기 때문이다. 만약 20호, 21호, 21.5호, 21.8호, 22호, 22.5호 같이 컬러가 다양하다면 화장품 회사 입장에서도 재고 관리도 골치가 아프지 않을까.

동양인 대부분은 21호가 피부톤에 맞다. 하지만 피부톤이 밝아서 21호가 어둡게 느껴지는 사람도 있고, 피부톤이 어두워서 23호가 밝게 느껴지는 사람도 있다. 이럴 땐 파운데이션을 하나 더 구입해 섞어 쓰는 게 좋다. 전자라면 21호보다 훨씬 밝은 13호 정도의 파운데이션을, 후자라면 27호 이상의 어두운 파운데이션을 구매해 섞어 쓰는 것이다.

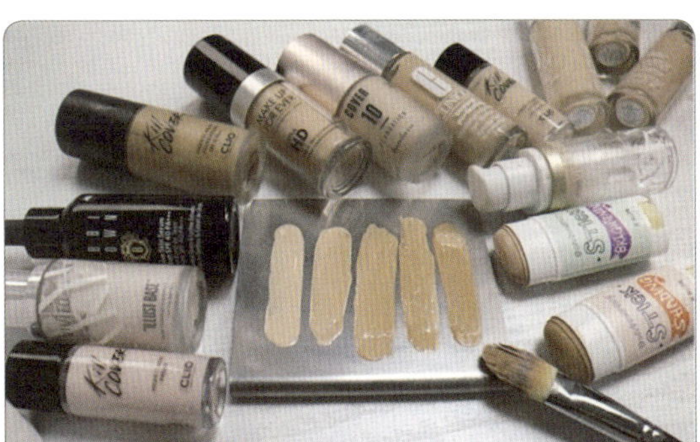

글로벌 브랜드 매장에서는 파운데이션 컬러가 다양하다. 글로벌 브랜드는 동양인뿐만 아니라 다양한 피부톤에 사용 가능하도록 여러 컬러로 출시한다. 나스, 바비브라운, 맥 등 글로벌 브랜드에서 밝은 컬러 혹은 어두운 컬러의 파운데이션을 구매할 수 있다.

'나에게 맞는 파운데이션 컬러 찾기'라는 칼럼을 쓰기 위해 명동의 화장품 매장을 전부 돌아다녀 보았는데, 국내 브랜드 중에서는 파운데이션 컬러가 다양한 브랜드를 찾기 힘들었다. 그중 클리오, 에스쁘아에서 다양한 컬러의 파운데이션을 볼 수 있었다.

21호와 23호가 자신의 피부톤과 맞지 않는다면, 밝은 파운데이션이나 어두운 파운데이션을 적정량 섞어서 자신에게 맞는 컬러를 만들어보자. 매일매일 섞기 귀찮다면 한번에 다량 만들어 공병에 담아두고 사용하자. 쿠션용기 공병도 있으니 '나만의 컬러 쿠션'을 만들어도 좋다.

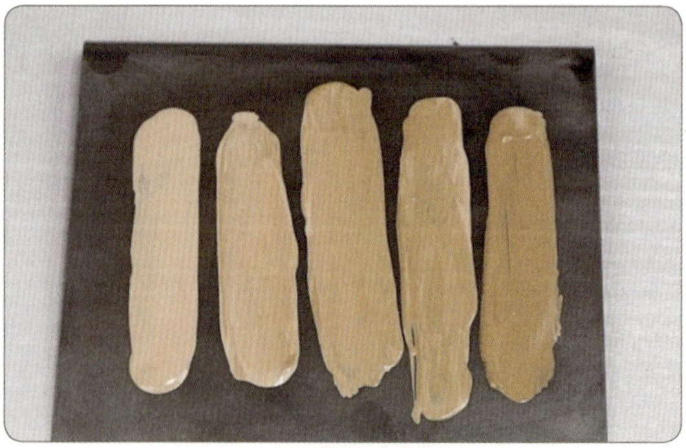

파운데이션을 섞어 자신에게 맞는 컬러톤을 찾는다.

4

색조 메이크업

COLOR MAKEUP

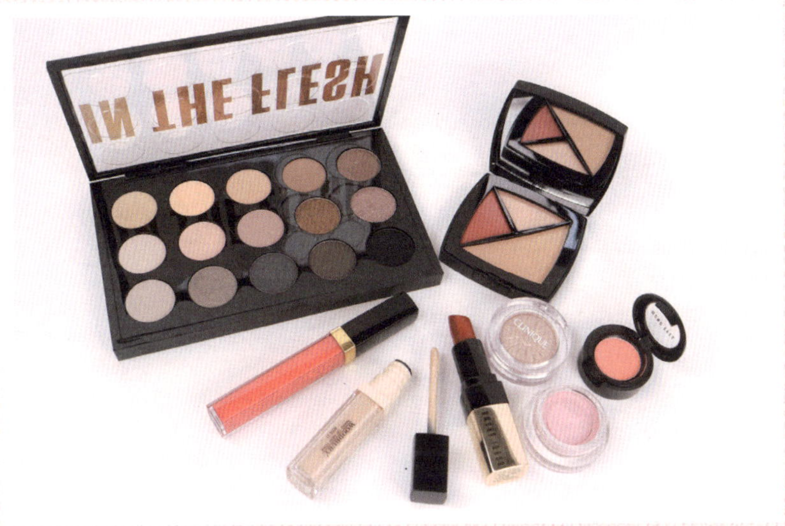

MY
FIRST
MAKEUP

눈썹 따라 인상이 바뀐다!
아이브로

1

눈썹을 어떻게 그리느냐에 따라 인상이 상당히 달라진다. 한 걸그룹 멤버는 눈썹 모양만 바꾸었을 뿐인데 드센 이미지에서 여성스러운 이미지로 바뀌었다. 영화 「광해」에서 1인 2역을 연기한 배우 이병헌은 극과 극의 이미지로 많은 호평을 받은 바 있다. 그는 왕 역할일 때에는 눈썹을 위로 살짝 올려 또렷한 눈매로, 평민 역할일 때에는 좀 더 자연스러운 눈매로 메이크업했다.

일자 눈썹, 각진 눈썹, 아치형 눈썹, 화살형 눈썹 등 눈썹 모양은 다양하다. 눈썹 모양을 다양하게 그려보고 자신의 얼굴형에 가장 잘 어울리는 모양의 눈썹을 찾아보자. 상황에 따라 눈썹꼬리를 날렵하게 그리거나, 밑으로 처지게 그리거나, 얇게 그리거나, 두껍게 그려서 이미지 변신을 시도해도 좋다.

바쁜 아침에 눈썹을 그렸는데 양쪽 대칭이 맞지 않아 당혹스러웠던 적이 있을 것이다. 눈썹을 그릴 때 작은 거울을 보면서 한쪽씩 그리면 한쪽의 모양은 예뻐도 양쪽의 높낮이가 다르거나 비대칭이 되기 십상이다. 눈썹을 그릴 때에는 큰 거울에 얼굴 전체를 보며 그리면 실패할 확률이 적다. 실제로 나는 눈썹을 그릴 때 큰 거울이나 전신거울 앞에서 그린다.

눈썹이 너무 두껍게 그려지거나 모양이 마음에 들지 않으면 어떻게 해야 할까? 눈썹이 너무 진할 때에는 스크류 브러시로 계속 빗어주며 휴지에 닦아내면 많이 연해진다. 눈썹 모양이 마음에 안 들 때에는 컨실러로 라인을 지워 눈썹 모양을 잡아주자.

아이브로
타입별 비교

2

펜슬

가장 기본이 되는 제품으로 깎아 쓰는 펜슬과 간편하게 돌려쓰는 오토펜슬로 나뉜다. 가장 자연스럽게 눈썹결을 살릴 수 있고, 색상도 굵기도 모양도 다양하다. 두께가 두꺼운 펜슬은 쉽고 빠르게 그릴 수 있지만, 정교하게 그리긴 힘들다. 두께가 가는 펜슬은 눈썹결을 살려 정교하게 그릴 수 있다. 특히 오토타입은 끝에 스크류 브러시가 함께 있는 제품이 많아서 눈썹을 그린 후 바로 빗어 자연스러운 눈썹 연출이 가능하다.

깎아 쓰는 펜슬은 칼이나 전용 깍이로 깎아야 해서 불편하지만 오토타입에 비해 발색이 잘되고, 가격대비 용량이 많다. 반면 오토타입은 빠르게 그릴 수 있고 브러시도 내장되어 있어 초보자가 쓰기 좋다.

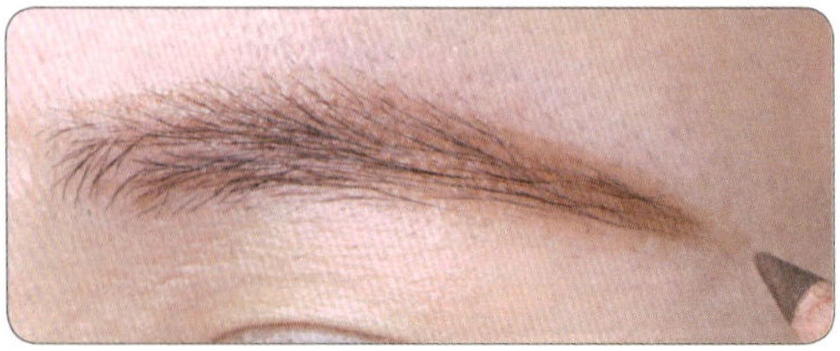

브로카라(아이브로 마스카라)

주로 아이브로 마스카라를 줄여 '브로카라'라는 명칭으로 사용한다. 눈썹 털을 한 올 한 올 발라주기 때문에 컬러 체인지를 할 때 좋다. 특히 헤어를 밝은 컬러로 염색했을 때 헤어컬러에 걸맞은 브로카라를 발라주면 눈썹 염색 효과를 낼 수 있다. 아이브로 마스카라나 투명 마스카라로 픽서 역할을 해주면 메이크업 지속력을 높일 수 있다. 단, 양 조절에 주의해야 한다. 너무 많은 양을 바르면 뭉쳐지므로 초보자는 사용하기 어려울 수 있다.

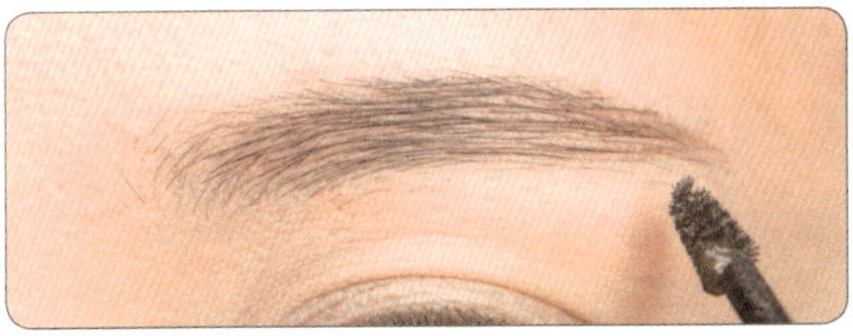

케이크 타입(섀도 타입)

발색이 자연스럽고 눈썹 털 사이사이를 섀도 가루로 채워주어 자연스러운 연출이 가능하다. 두 가지 컬러가 들어 있는 경우가 많은데, 눈썹 안쪽은 좀 더 연한 컬러를 채워주고, 눈썹 꼬리는 진한 컬러를 사선 브러시를 이용해 그려주어 눈썹 모양을 잡아준다.

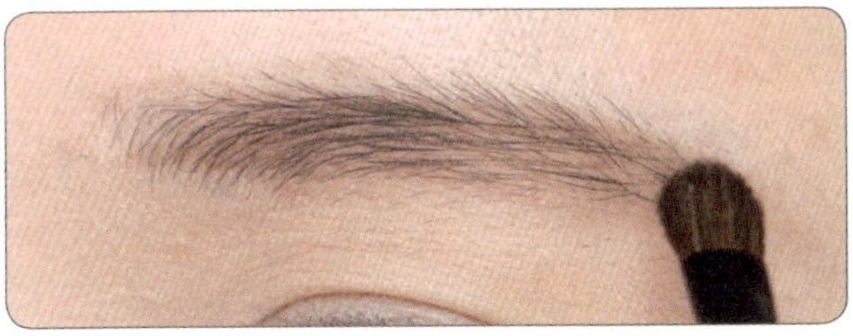

아이브로 타투(브로틴트)

최근 SNS 워터프루프 메이크업에 꼭 등장하는 제품이다. 한 번 바르면 며칠간 눈썹 모양이 유지되기 때문에 물놀이를 가기 전에 사용하면 좋다. 틴트처럼 물들이는 제품인데, 한 번 물들이면 좀 더 자신 있는 쌩얼을 연출할 수 있다. 붓펜 타입, 마커 타입, 포크 타입 등 어플리케이터 모양도 제각각이다. 바르고 떼어내는 타입도 있다.

세안 직후에 사용하면 제일 발색이 잘되고, 완전 착색이 되면 며칠간 선명한 눈썹을 유지할 수 있다. 타투 타입은 진하게 발색되는데 착색되면 수정하기 힘드므로 눈썹결을 따라 발라준 후 스크류 브러시나 면봉으로 눈썹 모양을 잡아가며 그린다.

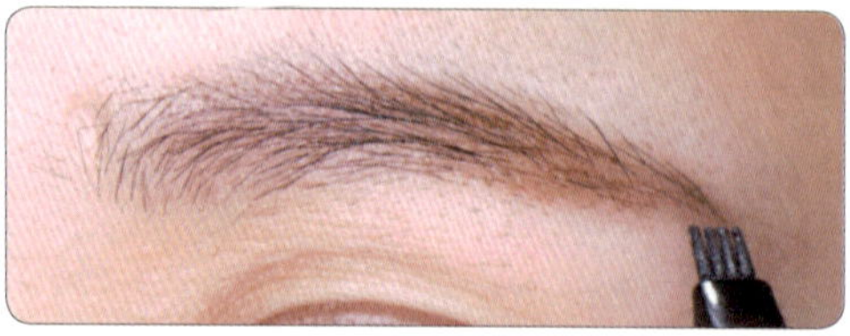

TIP

눈썹에 관한 Q&A

Q 눈썹 모양을 잡기 힘들어요.

A 눈썹 털이 난 모양을 보면 다 제각각이다. 눈썹 다듬기가 어렵다면, 눈썹 가이드를 사서 그 모양을 따라 그린 후 나머지 부분의 눈썹 털을 눈썹 칼로 밀거나 뽑아서 모양을 잡아보자. '브로바' 같은 눈썹 전문 왁싱 숍도 많다. 한 번 숍에서 눈썹 모양을 잡으면 그 뒤로는 새로 자라난 털만 밀거나 뽑으면 되니 간편하다.

Q 머리 염색을 했는데, 헤어 컬러와 걸맞은 브로 제품이 없어요.

A 보통 아이브로 컬러는 블랙, 그레이, 브라운, 라이트브라운 정도로 출시된다. 간혹 붉은 계열의 브로가 출시되는 경우도 있는데, 염색할 때마다 사기 번거롭다면 아이섀도를 이용해보자. 나는 핑크, 보라, 애쉬그레이, 카키, 브라운 등의 컬러로 머리 염색을 자주 하는데, 붉은 계열로 염색했을 때에는 브라운컬러로 눈썹 모양을 잡아준 후 헤어컬러와 비슷한 컬러의 아이섀도로 눈썹을 그려준다.

Q 눈썹은 미는 게 좋아요? 뽑는 게 좋아요?

A 눈썹칼로 밀든 족집게로 뽑든 정답은 없다. 하지만 눈썹을 기준으로 눈썹밑과 눈두덩이는 피부가 예민하므로 뽑기보다는 미는 게 좋다. 눈썹을 밀거나 뽑을 때는 최대한 자극을 줄이자. 눈썹을 밀기 전에 거품이나 알로에겔 등을 충분히 발라주어 자극을 최소화하고, 눈썹을 뽑은 뒤에는 모공수축에 신경 쓰자.

아이라이너 타입별 비교

3

아이라인은 마치 마법처럼 눈을 크게 보이게도 하고, 강한 인상이나 선한 인상으로 바꿔주기도 한다. 본래는 이집트 시대에 큰 눈을 가늘고 길게 보이기 위해 사용한 것에서 시작했다고 하는데, 지금은 눈을 크고 뚜렷하게 하는 데 주로 쓰인다.

보통 위쪽 속눈썹 점막을 메꿔주었느냐, 꼬리를 어느 정도로 빼느냐에 따라 차이가 있다. 또한 아래쪽 속눈썹 점막을 채울 수도 있고 그냥 둘 수도 있다. 다양한 시도를 해보고 자신의 눈매에 가장 잘 어울리는 방법을 찾아보자. 나는 뷰러로 속눈썹을 올리면 위쪽 점막이 많이 보이는 눈이라서 위쪽 점막을 꼭 채우고, 아래쪽 점막은 채우지 않는 편이다.

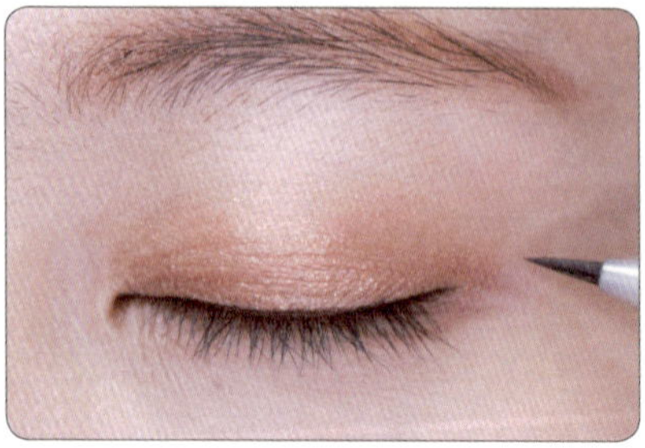

붓펜 라이너 발색 모습. 경계가 또렷하다.

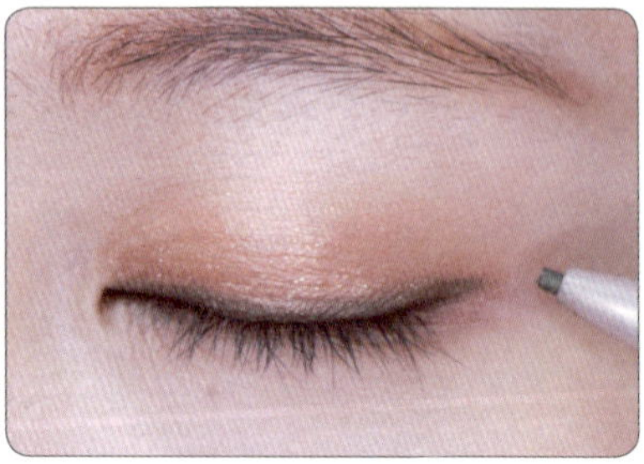

펜슬 라이너 발색 모습. 경계가 자연스럽다.

- **펜슬 라이너 :** 자연스럽게 연출하기에 좋다. 액체 타입보다 잘 지워지지 않는다. 요즘은 워터프루프 제형도 많이 나온다. 붓펜 라이너로 그린 후 부자연스러운 라인 위에 펜슬 라이너로 스머징해주면 자연스러운 눈매로 연출할 수 있다.
- **붓펜 라이너 :** 끝이 가늘어 아이라인 꼬리를 그리거나 점막 사이사이를 채우기에 좋다.
- **리퀴드 라이너 :** 끝이 뭉툭해 라인을 그리기엔 어렵지만, 점막 사이사이에 많은 양을 한 번에 채울 수 있다. 양 조절을 잘하면 점막을 채운 후 브러시 끝으로 라인을 그릴 수도 있다.
- **젤 타입 라이너 :** 일체형이 아니라 통에 들어 있다. 아이라인 전용 브러시로 제형을 묻혀 라인을 그려주는데, 전문가가 주로 사용한다. 눈매 잡기에도 좋고 점막 채우기에도 좋다. 단, 제형이 잘 굳으니 보관에 주의해야 한다.
- **케이크 타입 라이너 :** 섀도 타입으로 자연스럽게 그리기에 좋다. 다른 라이너에 비해 지속력은 약하다.

TIP

아이라인에 대한 Q&A

Q 점막은 어떻게 채우나요?

A 점막은 리퀴드 라이너나 붓펜 라이너로 그리면 착색이 되지 않는다. 매트한 타입이 발색이 잘된다. 나는 젤 펜슬 라이너로 그리는 편이다.

Q 유지력을 높이는 방법이 있나요?

A 젤 타입이나 리퀴드 타입 등으로 그린 후 비슷한 색의 가루 섀도로 덮어주면 오래 유지된다. 워터프루프 타입을 사용하면 물과 땀에 강해서 오래도록 지속된다. 요즘은 타투 라이너도 많이 나오는데, 화장할 때마다 매번 점막을 채우기 귀찮다면 타투 라이너로 점막을 채워도 좋다.

Q 아이라인을 두껍게 그리면 눈이 더 커보이나요?

A 아이라인을 너무 두껍게 그리면 오히려 눈이 더 답답해 보일 수 있다. 나는 쌍꺼풀이 있는 눈인데 아이라인을 너무 두껍게 그리면 쌍꺼풀이 보이지 않아 눈이 답답하고 더 작아 보인다. 아이라인으로 눈을 더 커보이게 하고 싶으면, 아이섀도로 전체적인 음영 밸런스를 맞춰주고, 눈 앞머리와 눈꼬리에 앞트임·뒤트임 효과를 준다. 또한 아래쪽 점막 끝을 하얀색 젤 라이너로 칠해주면 눈 흰자가 더 커 보이는 착시효과를 줄 수 있다.

블러셔 타입별 비교

4

블러셔를 사용하면 얼굴이 훨씬 생기 있어 보일 뿐 아니라 얼굴형을 보완해 완전히 다른 인상으로 연출할 수 있다. 얼굴형에 따라, 컬러에 따라 다른 연출법을 알아보자.

얼굴형에 다른 블러셔 사용법

- **각진 얼굴 :** 각진 턱이라면 사선으로 블러셔를 사용하자. 블러셔를 끌어 올려주듯 사용하면 얼굴형을 보완할 수 있다.
- **둥근 얼굴 :** 얼굴이 둥글면 귀부터 안쪽으로 사선으로 터치한다. 이때 코 밑으로 블러셔 영역이 넓어지면 얼굴이 처져 보일 수 있으니 광대 위쪽에만 사용하는 게 좋다. 사선으로 컬러가 들어가면 둥근 얼굴을 커버해줄 수 있다.
- **긴 얼굴 :** 긴 얼굴에 사선으로 발색하면 더 길어 보이니 수평으로 그려주자. 그러면 얼굴을 분할해 단점을 보완할 수 있다.

컬러에 따라 다른 블러셔 분위기

- **핑크 :** 여성스럽고 사랑스러운 분위기를 표현하기에 적합하다.
- **오렌지 :** 활동적이며 산뜻한 분위기를 표현하기에 좋다.
- **레드 :** 화려하고 대담한 분위기를 표현하기에 좋다.
- **브라운 :** 세련되고 시크한 분위기를 표현하기에 좋다. 피부톤이 어두운 이에게 적합하다.

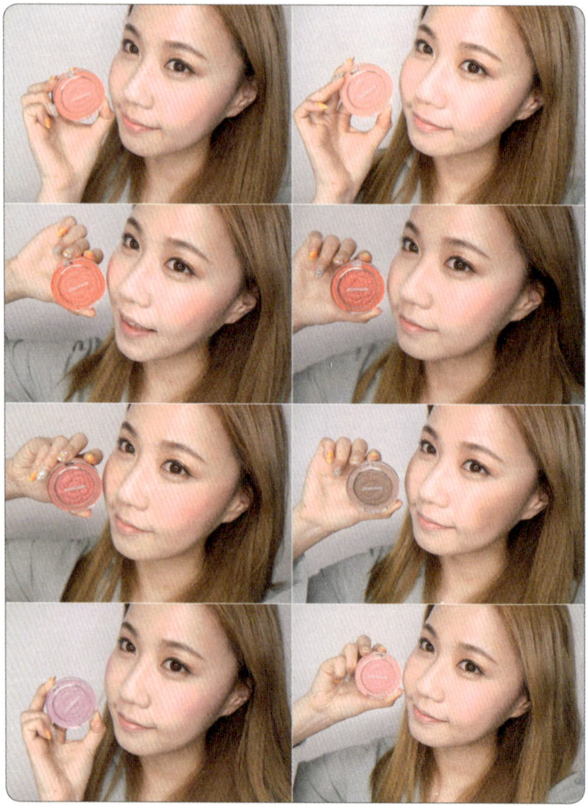

블러셔 컬러가 주는 분위기가 다르다.

5 립스틱? 립틴트? 립글로스? 립크레용? 무엇이 다를까?

립스틱 정리대가 따로 있을 만큼 립 제품은 종류도 다양하고 찾는 이도 많다. 레드 립스틱이 없어서 새로 사는 게 아니라 '또 다른 레드'라서 사는 것이다. 새로 나온 컬러를 비교해보면 살짝 채도가 다르다. 핑크립을 보고 "이 컬러는 우유가 한 방울 더 섞인 컬러야."라고 말하기도 한다. 같은 컬러 제품이라도 제형이 다르다며 립스틱과 립틴트를 구매하기도 한다. 그만큼 립 제품의 세계는 넓다.

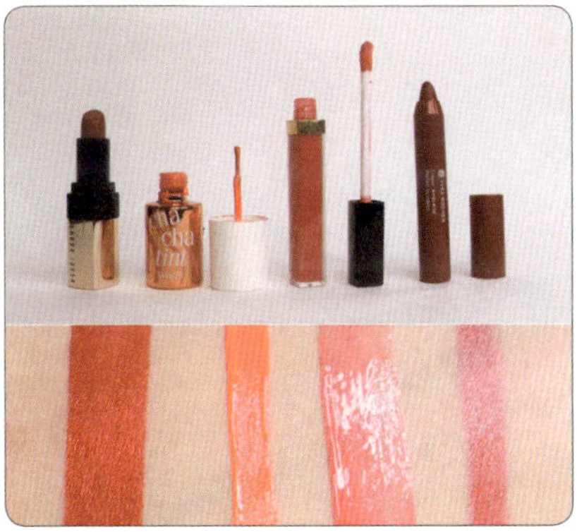

립스틱, 립틴트, 립글로스, 립크레용(왼쪽부터)

립스틱

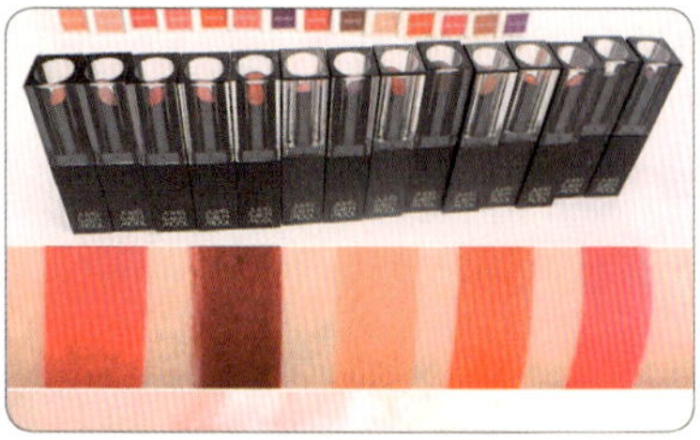

립 제품의 기본으로 '루주'라고도 한다. 색소, 라놀린, 바셀린이 혼합되어 있는 고체 타입이다. 매트하고 진한 발색을 원할 때 사용한다. 스틱으로 쓱 간단히 바르거나 브러시를 이용해 발라준다. 돌려 쓰는 타입으로 다른 제품에 비해 보습감이 좋고 유분이 좀 더 많다. 요즘은 벨벳 타입으로 매트한 타입의 제형도 많이 나오고 있다.

립글로스

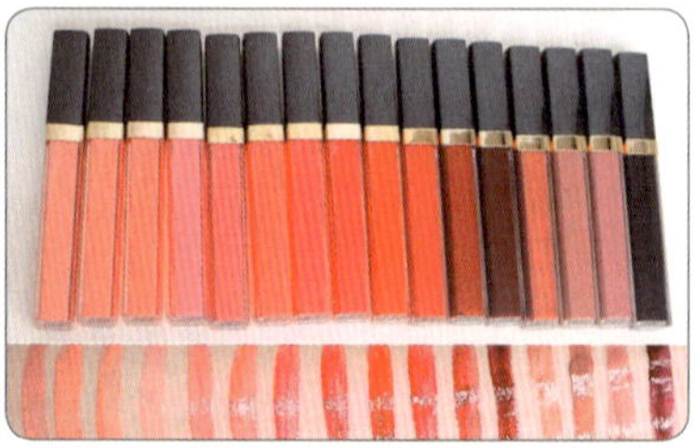

입술에 광택이 돌면서 생기 있게 보이게 연출해준다. 입술을 도톰하게 표현할 때 좋다. 다른 타입에 비해 발색이 좋지 않고 끈적이는 데다 잘 지워져서 호불호가 갈린다. 색을 낸다기보다 입술을 보호하고 광택을 주는 데 초점을 맞추고 있으므로 자연스러운 메이크업을 할 때, 촉촉한 입술을 연출하고 싶을 때 사용한다.

립틴트

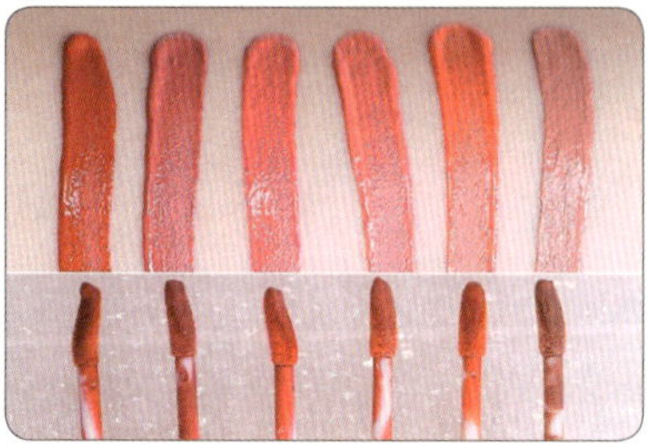

립글로스처럼 용기에 붓이 들어 있는 형태이다. 색소가 입술을 덮는다기보다 자연스럽게 스며들며 착

색된다. 자연스럽게 발색이 되고 지속력도 좋다. 요즘은 보습기능이 좋아져서 겨울에 오일 틴트를 사용하는 사람도 많다.

립크레용

연필처럼 깎아 쓰는 타입이다. 일정량 사용하고 깎아서 쓰기 때문에 신선하게 오래 사용할 수 있다. 비슷한 타입으로 립 라이너 펜슬이 있다. 예전에는 입술 윤곽 라인을 잡아 립스틱이 입술 밖으로 번지는 걸 막아주는 용도로 발랐다.

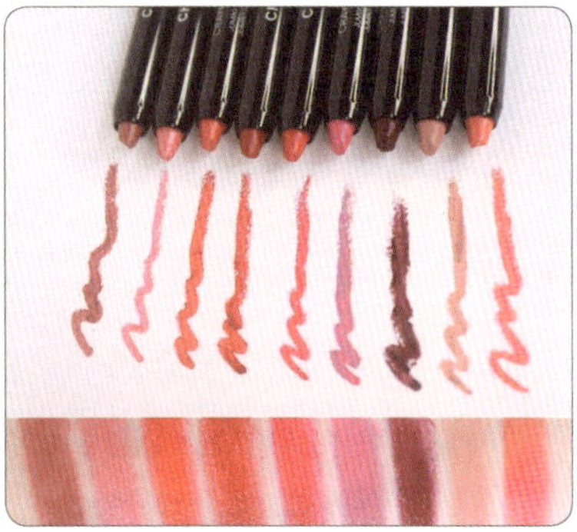

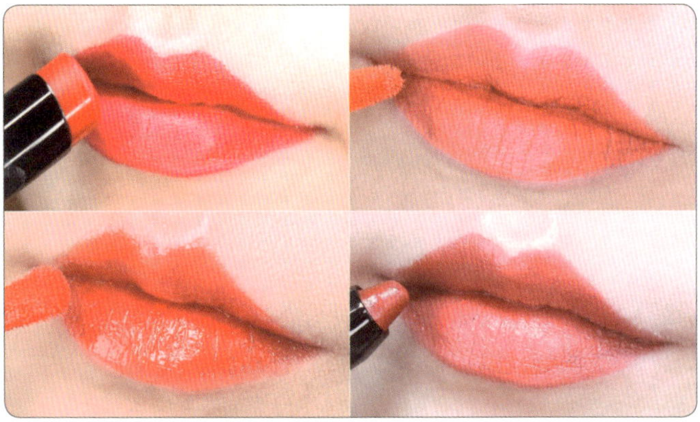

립스틱, 립틴트, 립크레용, 립글로스(시계방향으로)

풀 립 발색 vs 그러데이션 발색

6

어느 순간부터 뷰티 블로거 사이에서 풀 립 발색과 그러데이션 발색을 같이하는 게 일반적이 되었다. 특히 립틴트, 립글로스의 상품평을 작성할 때 비교하는 경우가 많다. 같은 제품이라도 입술 전체 윤곽을 살려 다 채워 바르는 풀 립 발색을 할 때와 안쪽만 살짝 발라 그러데이션 연출을 할 때의 느낌이 많이 다르다. 전체를 채워 발색하면 입술이 좀 더 또렷하게 보이고, 그러데이션 연출을 하면 입술이 자연스럽게 보인다.

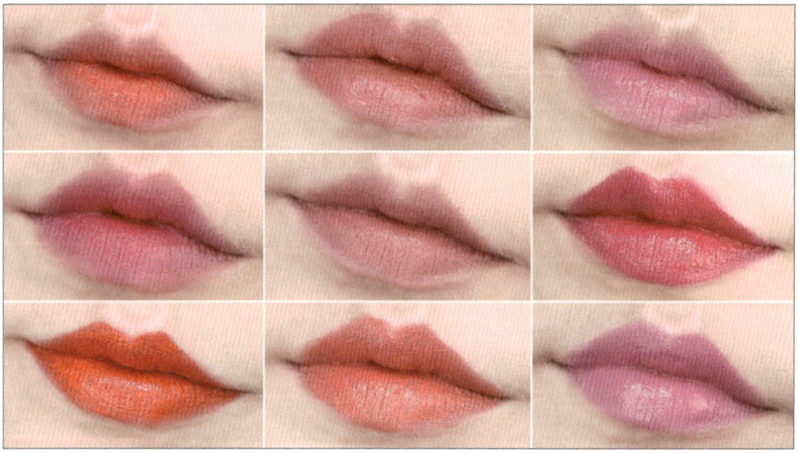

풀 립 발색하는 방법

풀 립 발색을 할 때 라인을 예쁘게 그리는 요령이 있다. 얇은 립라이너를 이용해 입술 라인을 잡은 후 안쪽을 채워주거나 전용 립 브러시를 사용하면 예쁘게 발색할 수 있다. 입술산을 Y자로 먼저 그려준 후 윤곽을 잡은 후 안쪽을 채워주면 된다.

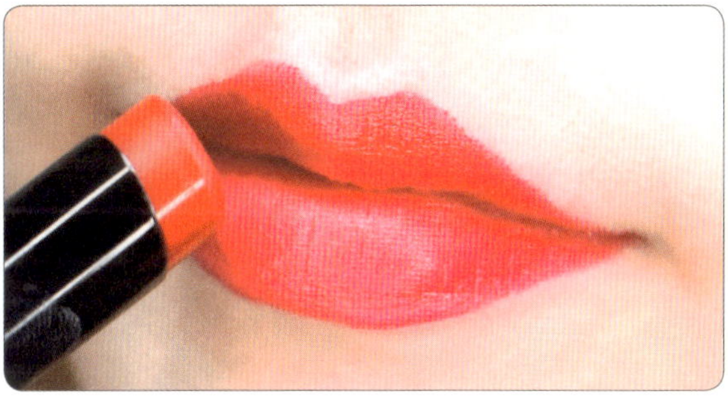

그러데이션 발색하는 방법

안쪽만 바른 후 '음파음파' 입술을 오므렸다 폈다 한다. 혹은 쿠션, 파운데이션, 컨실러 등으로 입술 전체 컬러를 가려준 후 안쪽만 발라 브러시, 면봉, 손 등으로 라인을 펴 발라준다.

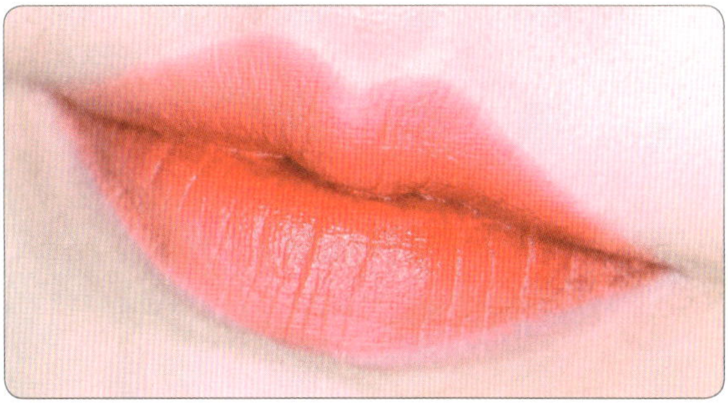

풀 립 발색과 그러데이션 발색 비교

발색 정도를 다르게 하면 한 제품으로도 다양한 분위기를 표현할 수 있다. 제품 타입별, 색깔별로 다양하게 연출해보자.

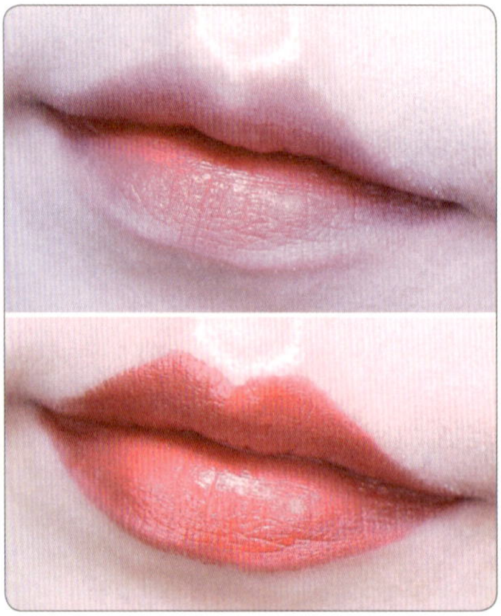

(위) 립스틱으로 한 풀 립 발색
(아래) 립스틱으로 한 그러데이션 발색

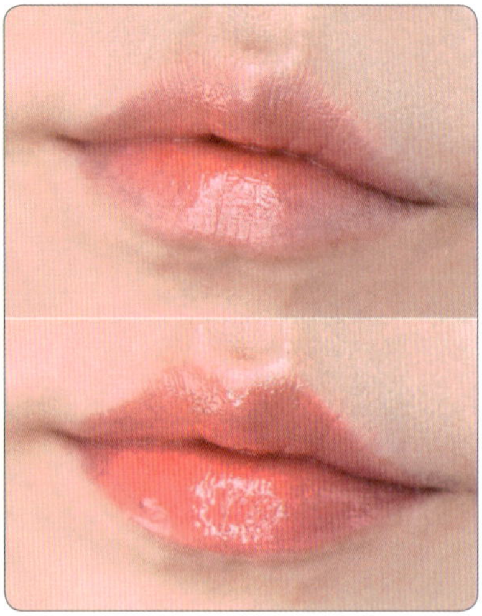

(위) 립글로스로 한 풀 립 발색
(아래) 립글로스로 한 그러데이션 발색

5

헤어 & 보디 케어

HAIR & BODY CARE

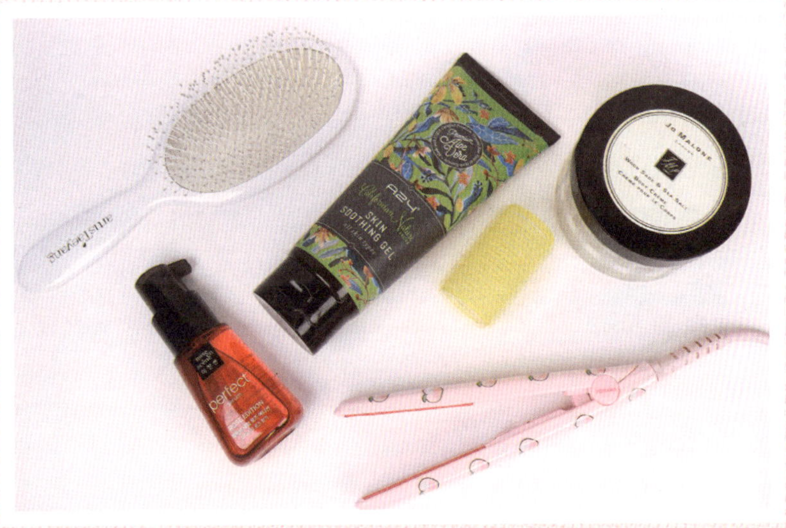

MY
FIRST
MAKEUP

얼굴만 관리하면 끝?
헤어도 관리가 필요하다!

1

메이크업을 예쁘게 했는데, 머릿결이 엉망이거나 헤어스타일이 완성되지 않았다면 공들인 메이크업이 아깝다. 헤어스타일링을 하기 전에 두피와 모발 건강에 신경 써보자. 두피의 노화는 얼굴까지 내려온다는 말까지 있을 정도로 중요하다. 실제로 피부 탄력이 떨어지면 모공이 넓어지는 것처럼, 두피도 힘이 느슨해지면 탈모가 더 쉽게 온다.

잦은 염색과 펌 등 시술로 인해, 헤어드라이어의 열로 인해 손상받은 모발은 꾸준한 관리가 필요하다. 실제로 샤워하고 나와서 얼굴에는 스킨, 로션, 크림, 자외선 차단제까지 꼼꼼하게 바르면서 자외선을 직접적으로 받는 머리에는 에센스 하나 안 바르는 이가 대다수이다.

두피 관리하기

1 | 미세먼지가 심한 날 외출했을 때에는 돌아와서 꼭 샴푸를 해서 두피 사이사이에 있는 미세먼지를 제거해야 한다.

2 | 얼굴 각질 관리를 하듯 두피 전용 제품으로 주기적으로 각질 관리

와 영양 공급을 주어야 한다.

3 | 스프레이나 왁스를 심하게 뿌린 날에는 두피가 자극을 많이 받은 상태이니 꼭 머리를 감은 후 취침해야 한다.

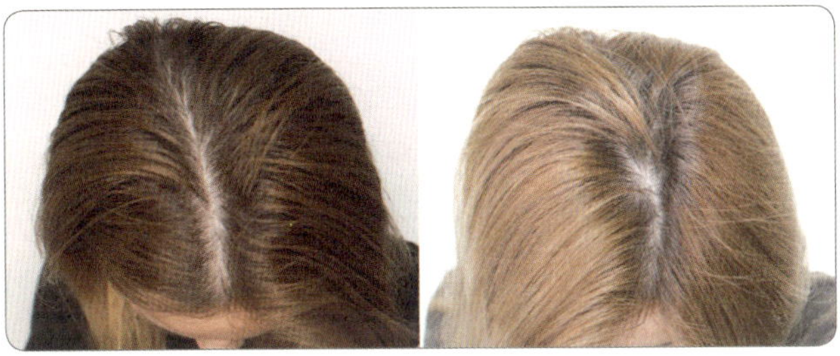

모발 관리하기

1 | 밤에 샴푸를 했을 때에는 완전히 말린 후 취침해야 한다.

2 | 컨디셔너 등 유분이 많은 제품은 두피에 직접적으로 닿지 않도록 모발 끝을 중심으로 사용해야 한다.

3 | 머릿결이 많이 손상되었다면 헤어 전용 팩을 바른 후 10~15분간 방치한 후 헹궈주면 손상모 회복에 도움이 된다.

4 | 자외선이 강력한 날에는 자외선 차단 기능이 있는 헤어 미스트를 뿌려준다.

5 | 고데기나 헤어드라이어기를 사용하기 전에는 헤어 에센스를 발라주어 열기로부터 보호해준다.

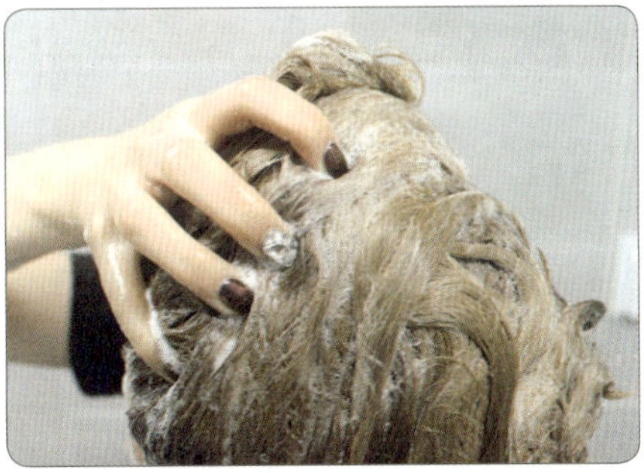

헤어 스타일링

1 | 스타일링을 오래 유지하고 싶다면 컬링에센스나 스프레이로 고정시켜준다.

2 | 고데기를 사용할 때에는 두피 화상에 주의하자.

3 | 염색모발을 오래 유지하고 싶다면 컬러유지샴푸, 염색모발 전용 샴푸를 사용한다.

4 | 두피 볼륨을 신경 쓰자. 헤어 뿌리 부분의 볼륨을 신경 쓰면 얼굴이 훨씬 작아 보이고 스타일링한 것처럼 보인다. 드라이할 때 두피가 눌리지 않게 볼륨을 살려주며 말리자. 가르마가 넓으면 실제 나이보다 더 들어 보일 수 있는데, 헤어 볼륨감을 살리면 가르마가 좁아 보여 어려 보이는 효과가 있다.

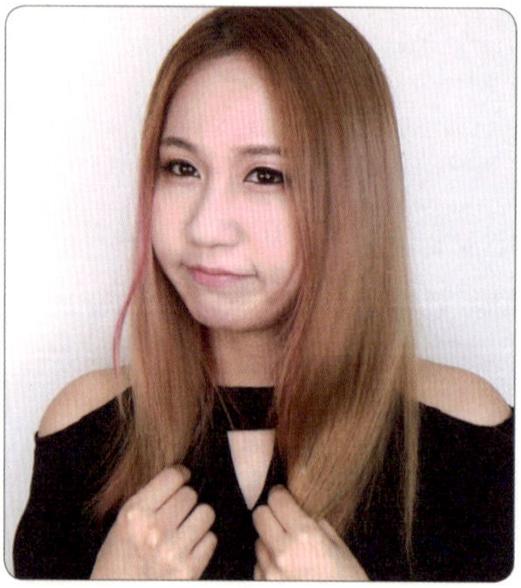

헤어 스타일링하기 전

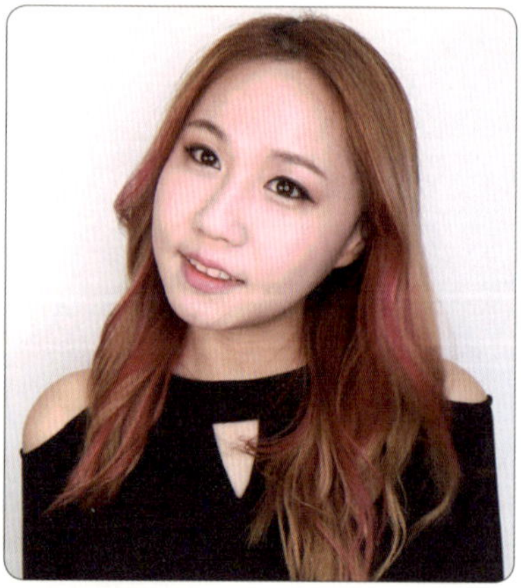

헤어 스타일링한 후

2

손발톱에도 보습이 필요하다!

요즘에는 네일숍을 쉽게 볼 수 있다. 예전에는 '집에서 바르면 되지 굳이 왜 네일숍에 갈까?'라는 생각을 했다. 하지만 네일숍에서 네일을 받고 난 이후 네일아트의 매력에 빠졌다. 계절에 어울리게 손톱을 치장하면 기분이 좋다. 이제는 항상 네일숍에서 가꾸게 되었다. 나처럼 1년 내내 네일숍에서 네일아트를 받는 사람이 아니더라도 손톱 관리는 중요하다. 특히 손톱 표면이 거칠거나 손톱이 쉽게 부서진다면 컬러를 입혀도 유지력이 약하다. 또 몸에 영양소가 부족하면 손톱이 더 쉽게 부서진다. 손톱, 손톱 주변 큐티클까지 모두 관리해보자.

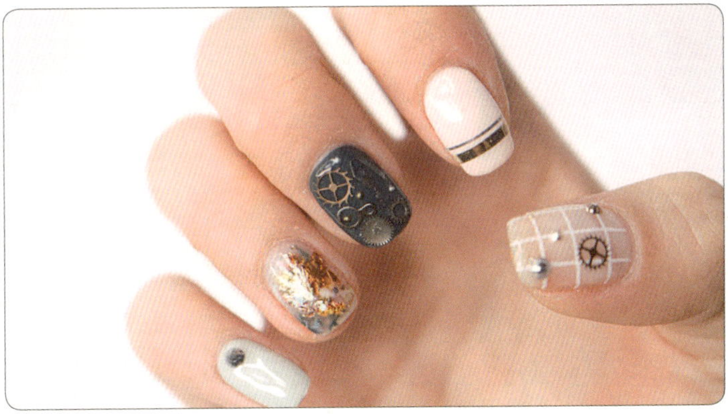

손톱 관리

관리하지 않은 손톱은 표면이 매끄럽지 못하고 건조해 보인다. 손톱 영양제, 강화제를 발라 영양분을 주기도 하고, 파라핀팩으로 영양을 줄 수도 있다. 손톱을 매끈하게 정리하고 싶다면 화장품매장에서 쉽게 구매할 수 있는 '샤이닝 버퍼'를 이용해 표면을 정리해주면 자연스러운 광이 난다. 하지만 너무 많이 갈아내면 오히려 손톱이 얇아질 수 있으니 주의하자. 이렇게 관리하고 나면 네일컬러도 훨씬 깔끔하게 발린다.

큐티클 관리

큐티클은 무조건 제거해야 하는 것이라고 오해하는 사람들이 있다. 큐티클은 박테리아가 피부 속으로 침투하지 못하도록 보호해주는 방패 역할을 한다. 손톱 주변이 지저분해 보인다며 과하게 제거해서 피가 나기도 하는데, 무조건 잘라내기보다는 따뜻한 물에 불려주거나 굳어서 딱딱해진 부분만 살짝 걷어내는 게 좋다.

젤 네일 관리

젤 네일을 하면 오래 지속되고 편하기 때문에 요즘은 메니큐어를 바르기보다 젤 네일을 선호하는 이가 늘고 있다. 하지만 시간이 지나면 결국 하나둘씩 떨어지는데, 이때 과하게 뜯어내면 손톱 표면에 손상이 가게 된다. 이럴 때는 숍에서 리터칭을 받거나 집에서 그 부분만 컬러를 더 발라보자. 특히 너무 무거운 스톤을 붙이면 손톱에 무리가 갈 수 있으므로 무거운 스톤이나 액세서리는 한 달 이상 부착하지 않는 게 좋다.

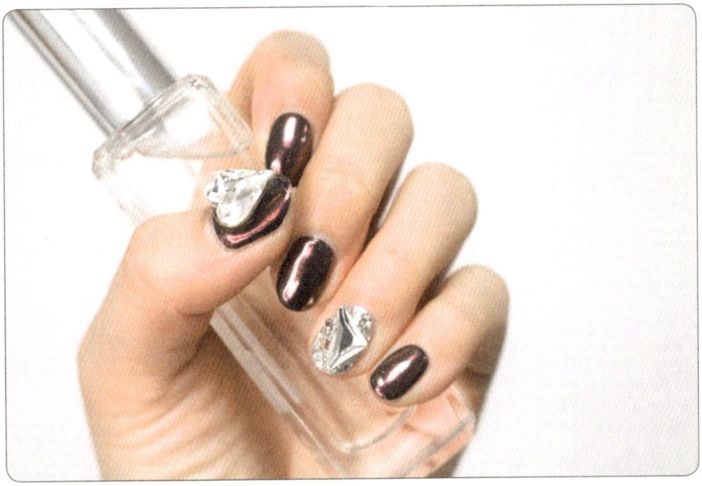

발톱 관리

손은 예쁘게 관리를 하는데, 발톱에는 미처 신경을 못 쓸 때가 많다. 특히 발톱을 오래도록 깎지 않으면 신발을 신었을 때 아플 수 있으니 주기적으로 깎아주는 게 좋다.

Make up tip

손발톱 관리 TIP

네일 전용 에센스, 핸드 & 풋 크림, 바세린 등을 손발톱 주변에도 꾸준히 발라 영양을 자주 채워주는 게 좋다.

무릎, 복숭아뼈, 발꿈치, 팔꿈치 미백 관리

3

발꿈치, 무릎, 팔꿈치, 복숭아뼈 등에는 굳은살도 잘 생기고, 쉽게 더러워진다. 자극이 반복되는 부위의 피부 손상을 막기 위해 압박받는 부위의 세포가 빠르게 성장하면서 굳은살이 생기는 것이다. 특히 높은 굽을 신었을 때 자극과 압박으로 발꿈치에 굳은살이 생기기 쉽다.

팔꿈치, 무릎 등 전용 미백크림도 있다. 미백 제품을 바르기 전에는 피부를 부드럽게 만들어주는 게 좋으므로 목욕할 때 굳은살이 있는 부분은 따로 스크럽을 해주자. 평상시 보디크림을 바르지 않더라도 팔꿈치, 발꿈치, 무릎 등에는 충분한 보습을 해주자. 건조하면 굳은살이 더 잘 생기므로 충분한 보습이 중요하다.

굳은살이 심하다면 따뜻한 물에 불린 후 굳은살을 제거한 다음에 집중적으로 보습을 해주는 게 좋다. 보디 전용 미백크림이나 얼굴에 바르는 미백크림을 꾸준히 발라주는 것도 좋다.

4

보디스크럽은 꼭 해야 할까? 올바른 보디스크럽 사용법

어렸을 때에는 목욕탕에 가서 때를 자주 밀었는데, 요즘은 때를 밀고 나면 피부가 더 건조하고 땅겨서 밀지 않는다. 피부에 무리가 가지 않는 선에서 적당히 밀어주고, 목욕을 마치고 충분히 보습을 해주는 게 중요하다. 그렇지 않으면 건조해서 각질이 더 일어난다.

요즘은 집에서 보디스크럽을 많이 한다. 보디스크럽은 '부드럽게 자극 없이 규칙적으로' 하는 게 좋다. 스크럽을 한다고 너무 세게 문지르면 오히려 우리 몸을 보호하는 보호막까지 벗겨지므로 좋지 않다. 규칙적으로 스크럽을 하면 미세 순환을 자극하고 묵은 각질도 벗겨내면서 뽀얀 피부를 가꿀 수 있다.

특히 겨울철에 온몸이 가렵다면, 천연소금알갱이와 오일 성분이 들어간 보디스크럽으로 몸 전체의 각질을 제거하면서 오일로 보습해주자. 그러면 시원할 뿐 아니라 가려움증도 한결 덜하다. 특히 왁싱이나 제모를 했다면 보디스크럽이 중요하다. 새로운 털이 올라올 때 묵은 각질로 덮여 있으면 털이 자라나지 못하고 안에서 염증이 생기는 '인그로운 헤어' 현상이 나타날 수 있다. 그러므로 왁싱 후 털이 자라나는 기간에는 특히 보디 각질 관리가 중요하다.

보디스크럽 제품을 고를 때에는 보습성분도 함유되어 있는지 같이 본다. 스크럽으로 물리적인 자극만 가하면 피부가 더 건조해지기 쉽다. 보디스크럽과 동시에 보습이 함께 되는 제품을 추천한다. '지오마 바디스크럽'은 사해 소금 알갱이와 오일이 들어 있어 매끈하게 각질 관리를 할 수 있다.

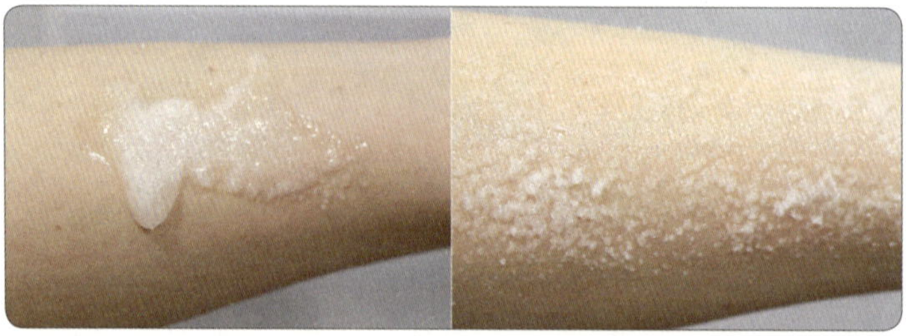

샤워 후 피부에 스크럽 제품을 적당량 덜어 부드럽게 문지르면 묵은 각질이 정돈되며 피부가 매끈해진다.

6

클렌징 & 팩

CLEANSING & PACK

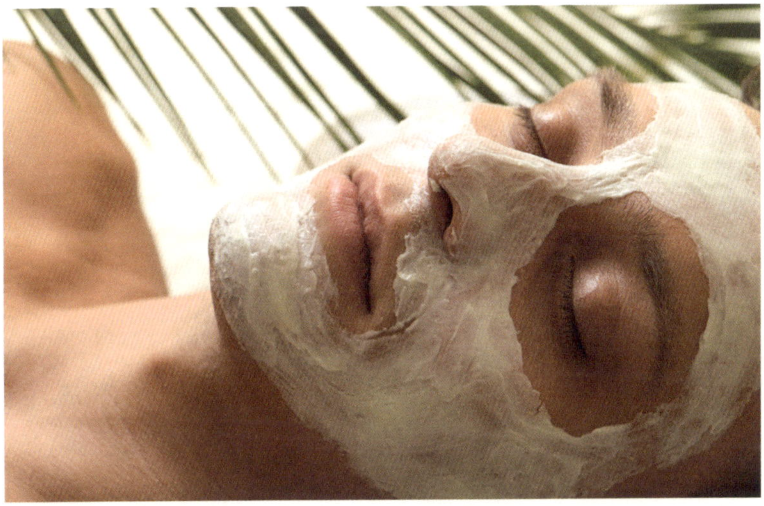

MY
FIRST
MAKEUP

클렌징 워터? 클렌징 오일? 클렌징 밤? 클렌징 티슈? 클렌징 폼? 무엇이 다를까?

1

얼굴 세안을 흔히 '클렌징'이라고 한다. 아침에는 자는 동안 달라붙은 먼지와 분비된 피지를 씻어내고, 저녁에는 하루 종일 얼굴에 쌓인 먼지, 노폐물, 메이크업을 씻어낸다. 아침에는 과도한 클렌징은 피하고 적당히 물 세안만 하는 게 좋다. 아침에도 피부가 많이 번들거린다면 번들거리는 부분만 클렌저를 소량 사용하도록 한다. 저녁에는 이중세안이 중요하다. 클렌저의 종류는 피부 타입별, 취향별로 여러 가지가 있다.

클렌징 워터

화장솜에 덜어 사용하는 액체 타입의 클렌저이다. 그때그때 적셔 사용해서 산뜻하다.

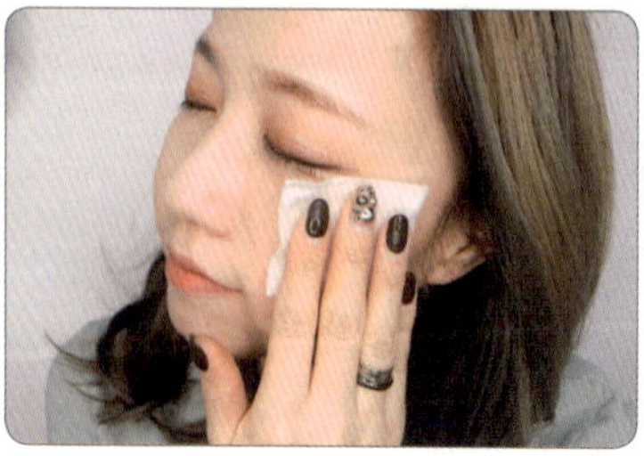

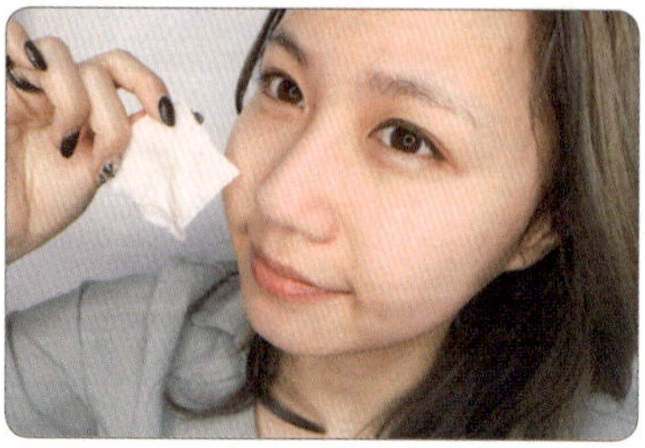

클렌징 오일

오일로 메이크업 잔여물을 녹여내며 클렌징하는 방식이다. 물기 없는 얼굴에 메이크업 잔여물을 녹여낸 후 물을 살짝 묻혀 문질러주면 유화작용으로 우유빛깔로 변한다. 이때 더 문질러준 후 물로 헹궈주면 메이크업이 말끔히 지워진다.

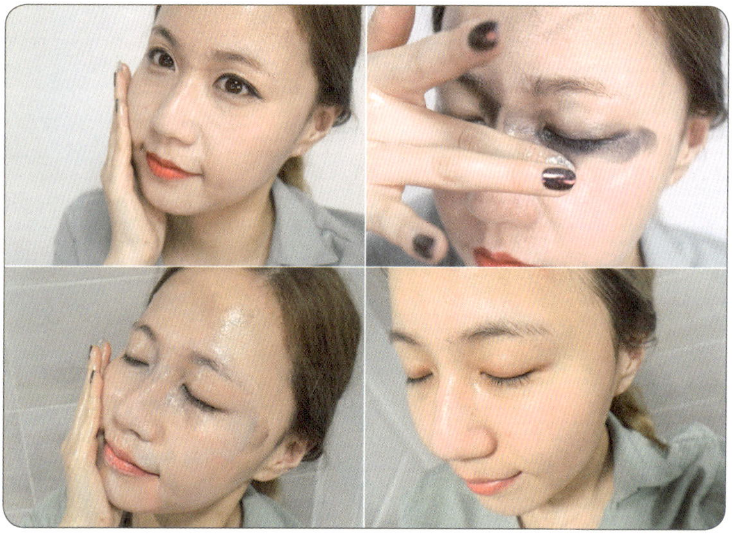

클렌징 밤

클렌징 오일 밤이라고도 하는데, 얼굴에 문질러 사용한다. 클렌징 오일 사용시 흘러내림이 싫다면, 밤 타입을 추천한다. 클렌징 오일과 같은 방식으로 메이크업을 녹여낸 후 물을 묻혀 마사지해주고 물로 헹궈내면 된다. 마사지할 때 혈액순환도 돕고, 보습감도 있어 클렌징 후 얼굴이 땅기지 않는 제품이 많다.

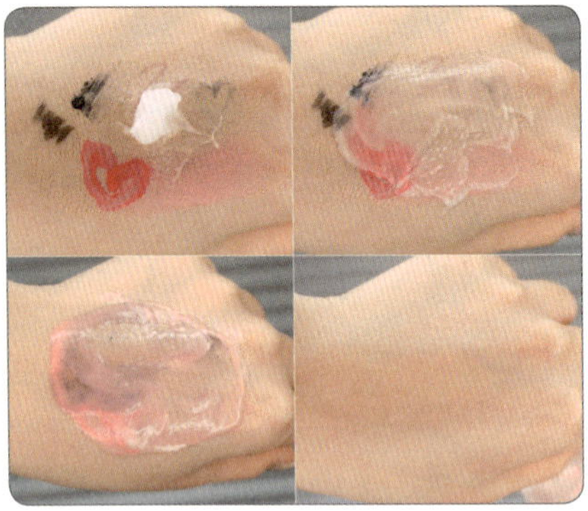

클렌징 티슈

물티슈처럼 생겼는데, 물이 아닌 클렌징 성분이 적셔져 있다. 여행갈 때 간편히 닦아내기 좋다.

클렌징 폼

클렌징 폼은 오일이나 워터보다는 메이크업 잔여물을 완전히 녹여내지 못해 단독으로 사용하기에는 세정력이 약하다. 2차 세안의 마지막 단계에 사용하자. 거품을 많이 내면 손과 얼굴과의 접촉면이 적어 물리적 자극이 적다.

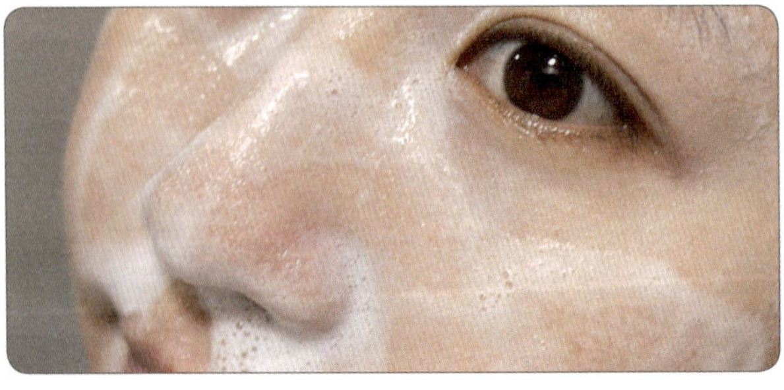

클렌징 팩

팩을 얹어놓고 2~3분 뒤 씻어내는 타입이다. 팩이 마르는 동안 노폐물, 잔여물을 흡착하면서 보습을 해주어 딥클렌징과 동시에 피부 보습이 가능하다.

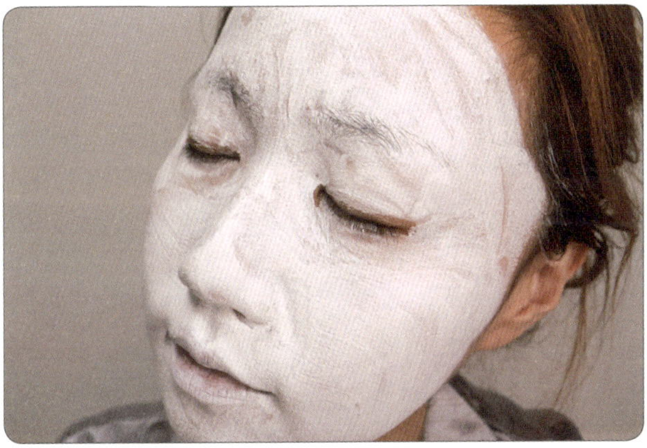

아이 리무버는 꼭 사용해야 할까?

2

클렌징 제품 코너에 가면 립 & 아이 리무버는 따로 나오는 걸 알 수 있다. 아이 메이크업 제품이나 립 메이크업 제품은 일반 클렌저로 잘 지워지지 않기 때문이다. 특히 워터프루프 아이라이너와 마스카라는 일반 클렌징 워터나 클렌징 티슈로 지워지지 않는 경우가 많다. 세정력이 아주 강한 클렌징 오일이나 클렌징 워터가 아니라면 잔여물이 남으므로 아이리무버는 따로 사용하는 게 좋다.

아이리무버를 사용해야 하는 이유

아이 전용 리무버를 따로 사용하면 눈의 자극을 덜어줄 수 있다. 눈가 피부는 다른 부위보다 훨씬 얇아 주름이 잘 생긴다. 그런데 아이 메이크업으로 진한 컬러, 유지력 강한 색조 제품 등을 사용하고 나서 세정력이 약한 클렌징 제품으로 아이 메이크업을 세게 문질러 지우면 눈가에 자극이 가해져 잔주름이 생길 수 있다. 눈가 주름 방지를 위해서라도 전용 리무버를 사용하자.

아이 리무버 사용 방법

아이 메이크업을 지울 때에는 자극을 최소화하는 게 좋다. 눈을 감고 그 위에 아이 리무버로 적신 화장솜을 약 15~20초 정도 올려놓은 다음 살살 문지른다. 혹시 지워지지 않은 부분이 있다면 빽빽 문지르지 말고 면봉에 아이 리무버를 묻혀 살살 문질러 닦아내자. 클렌징할 때 세게 문지르는 습관은 안 그래도 연약한 눈가를 더욱 자극하니 주의하자.

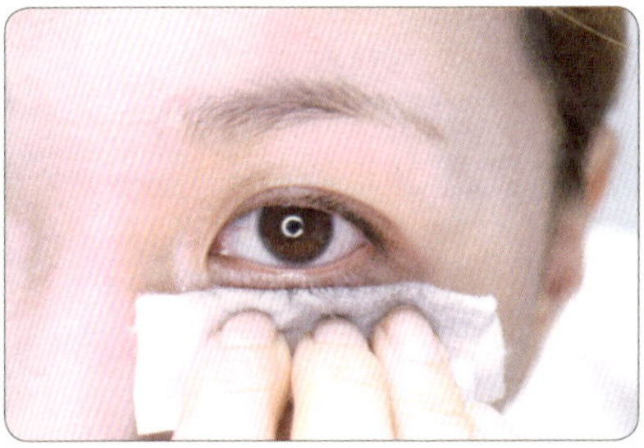

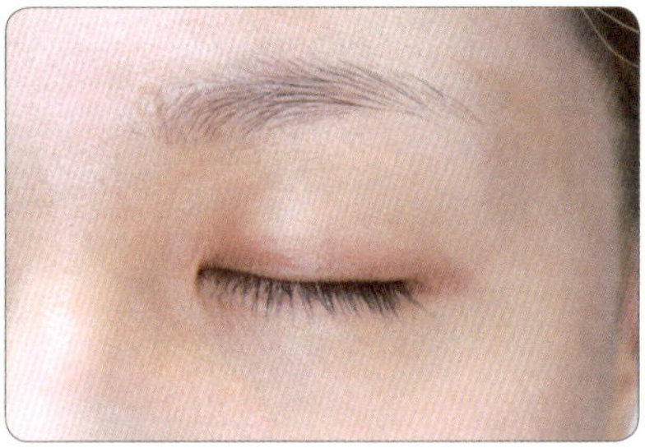

언더라인 메이크업을 지울 때는 시선을 위로 보고 점막까지 꼼꼼히 지워준다.

일주일에 한두 번은 딥클렌징을 한다

3

매일매일 클렌징을 하는데도 어느 순간 피지가 올라와 있고, 블랙헤드가 보일 때가 있다. 괜히 얼굴을 더 개운하게 씻어내고 싶을 때도 있다. 이럴 때는 피지 분비가 많은 코 주변만 스페셜 케어를 하거나 얼굴 전체를 딥클렌징하자.

진동 클렌저 사용하기

손으로 클렌징을 할 때보다 훨씬 미세하게 클렌징할 수 있다. 특히 클렌징 브러시는 가는 모가 미세하게 여러 번 진동하기 때문에 솜털 사이사이와 모공 사이사이의 먼지, 노폐물, 메이크업 잔여물 등을 확실히 제거할 수 있다. 다만, 매일 사용하면 피부에 물리적 자극을 강하게 줄 수 있으니 주의하자. 또한 욕실 안은 습하므로 모 관리에 신경 써야 한다. 습하면 세균 번식이 우려되므로 사용 후에는 클렌저 거품이 없어질 때까지 잘 닦고 가끔씩 습하지 않은 곳에서 모를 말려주는 게 좋다.

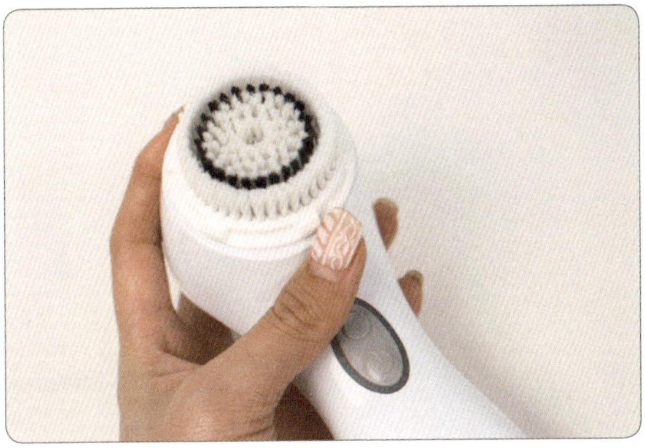

워시오프팩 사용하기

머드팩, 필오프팩 등 얼굴 전체에 발라준 후 떼어내거나 씻어내는 팩을 사용하면 팩이 굳으면서 얼굴에 피지, 블랙헤드 등을 흡착해 자연스레 딥클렌징이 된다. 나는 노폐물을 빼내려는 목적으로 워시오프팩을 자주 한다. 워시오프팩을 바른 후 15분 뒤에 물로 세안하면 이루 말할 수 없이 개운하다. 특히 미세먼지가 심한 날이나 야외활동을 오래한 날에 하면 좋다.

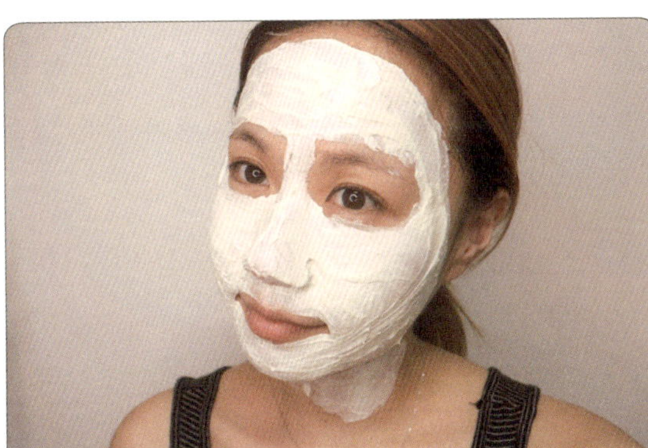

팩을 하는 것보다 각질 관리가 더 중요하다

4

마스크팩은 얼굴에 영양분을 채워주는 집중 보습 관리이다. 하지만 얼굴에 묵은 각질이 쌓여 있으면 마스크팩의 영양분이나 스킨 케어의 영양분이 제대로 흡수되지 않고 겉돌게 된다. 각질 관리가 제대로 되지 않은 얼굴에 비싼 팩을 하는 것보다 각질 관리가 제대로 된 얼굴에 일반 팩을 하는 게 훨씬 효과적이다. 변비가 있을 때는 뭘 먹어도 더부룩한 것처럼 피부도 묵은 각질로 뒤덮여 있다면 아무리 좋은 화장품을 발라도 흡수가 되지 않는다.

그런데 무조건 각질은 제거해야 한다고 오해하는 사람이 많다. 정확히 말하자면 각질이 아니라 '묵은 각질'을 제거한다는 게 맞는 표현이다. 건강한 피부는 28일 주기로 각질의 생성과 탈락이 이루어진다. 그런데 이 과정이 정상적으로 이루어지지 않을 경우 각질이 탈락되지 못하고 쌓이게 된다. 이것이 묵은 각질이다. 그렇게 되면 '화장이 잘 먹지 않는 상태'가 된다.

묵은 각질을 제거하는 방법에는 여러 가지가 있다. 대표적으로 화학적으로 각질을 제거하는 방법과, 물리적으로 각질을 제거하는 방법이 있다. 전자는 필링젤, 필링패드, 스크럽 제품 등이 있는데 AHA, BHA 같은 성분으로 각질을 녹여내는 방식이다. 후자는 워터필링기로 밀거나 문질러서 각질을 제거하는 방식이다.

각질 제거는 주 1~2회 정도 하는 게 좋다. 각질 제거를 너무 자주하면 오히려 좋은 영양소까지 빠져나가거나 피부가 얇아질 수 있으니 적당히 하는 게 좋다. 각질 제거가 번거롭다면, 매일하는 토너 단계에서 각질 토너로 관리해주는 방법도 있다.

Make up tip

블렉헤드 관리 제품 비교

블렉헤드 관리 제품 10종을 비교한 영상이다. 참고해보자.
http://tv.naver.com/v/979060

1일 1팩? 마스크팩 고르는 법

5

1일 1팩을 하면 좋을까? 이에 대해서는 호불호가 갈린다. 나는 중요한 일이 있을 때 1일 1팩을 하고, 2일에 한 번 마스크팩을 한다. 매일 마스크팩을 하면 집에 있는 에센스, 크림 등을 다 못 쓸 것 같아서이다. 매일 하는 게 번거롭다는 이유도 있다. 마스크팩으로 10~15분 동안 집중 보습을 해준 뒤에 화장을 하면 확실히 얼굴이 촉촉해져서 화장이 잘 먹는다. 하지만 마스크팩을 너무 오래 하면 오히려 마스크팩이 피부 속 수분까지 빼앗아가서 얼굴이 건조해지므로 마스크팩 파우치에 표기된 시간을 준수하는 게 좋다.

마스크팩 고르는 방법

모든 마스크팩의 목적은 집중보습, 진정, 수분 관리이다. 그때그때 피부 상태를 기준으로 마스크를 선택하자. 야외활동을 많이 하거나 피부가 지친 날은 '진정, 수분' 마스크팩을, 피부가 칙칙할 때엔 '생기 관리, 미백 관리' 마스크팩을, 피부에 탄력이 잃었을 때엔 '탄력, 주름 관리' 마스크팩을 선택한다.

어떤 시트는 오랫동안 부착하고 있으면 답답할 수 있다. 요즘은 겔마스크, 순면마스크, 반투명마스크, 텐셀시트, 민트시트 등 마스크의 시트가 다양하다. 붙이고 있는 동안에도 답답하지 않고 자극이 되지 않으며 밀착력이 좋은 마스크가 좋다.

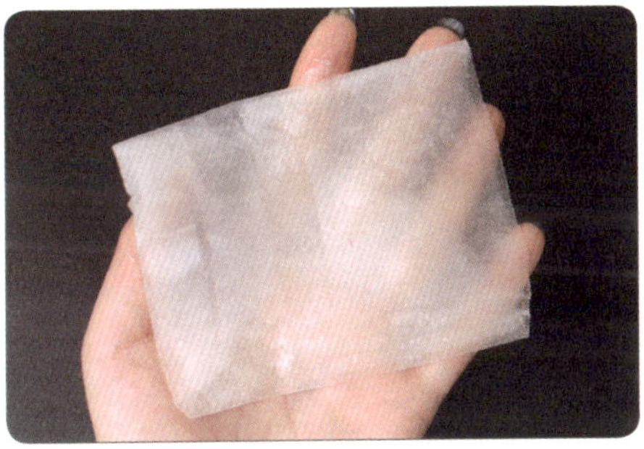

Make up tip 마스크팩에 관한 팁

- 마스크팩은 세일할 때 여러 장 구매해두는 게 좋다.
- 홈쇼핑으로 대량 구매하면 장당 1,000원 미만에 구매할 수 있다.
- 신선하게 팩을 하고 싶다면, 마스크시트만 따로 구매해 평소 사용하는 토너나 에센스와 혼합해 즉석 마스크팩을 만들 수 있다.
- 마스크시트를 보관할 때에는 눕혀서 보관하자. 세워서 보관하면 마스크팩 에센스가 밑으로 쏠려 사용시 불편할 수 있다.
- 하이드로겔마스크는 온도와 반응해 내용물이 피부에 스며드는 팩인데, 건성피부는 오히려 에센스가 스며드는 시간이 더딜 수 있다. 빠른 시간 내에 효과를 보고 싶다면 시트 타입의 마스크팩을 추천한다.
- 리프팅 효과를 보고 싶다면 귀에 걸어 사용하는 리프팅 마스크팩을, 코의 피지가 고민이라면 코팩을, 입술이 건조하면 입술팩을, 목주름이 고민이면 넥 전용 마스크팩을 사용하는 등 고민별, 부위별로 마스크팩을 골라 집중 케어를 할 수 있다.

7

향수

PERFUME

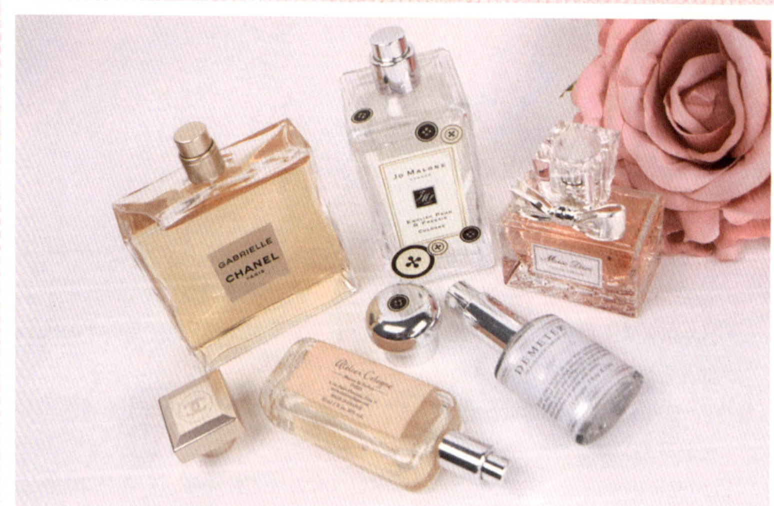

MY
FIRST
MAKEUP

향수의 종류와 명칭

1

화장품 선물로 가장 인기 있는 게 향수이다. 성년의 날에 주는 선물로도 인기이다. "나는 잠을 잘 때 알몸에 샤넬 넘버5를 뿌린다."라는 마릴린 먼로의 말을 한 번쯤 들어보았을 것이다. 향수는 어쩐지 '특별함'이라는 이미지를 가지고 있는 것 같다. 실제로 향에 따라 기분전환이 되기도 한다. 지인 중에 늘 한 가지 향수만 뿌리는 사람이 있는데 그 사람을 떠올리면 그 향이 함께 떠오른다.

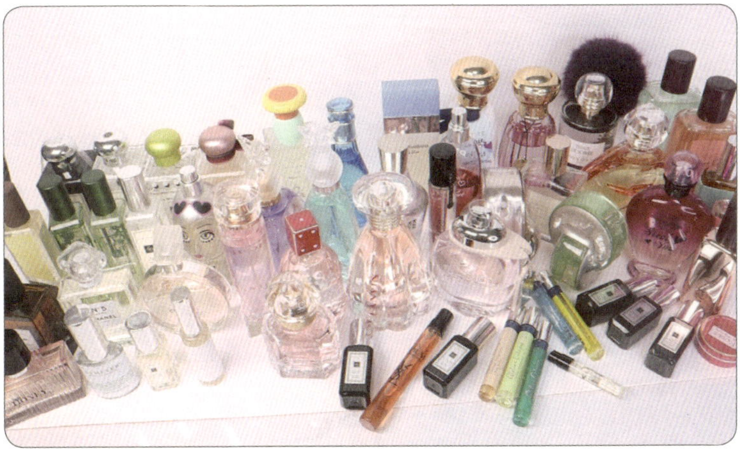

향수의 종류는 퍼퓸, 오드퍼퓸, 오드트왈렛, 오드코롱, 오 프레쉬 등 뒤에 붙는 말이 다 다르다. 향료, 물, 알코올, 글리세린 향료의 희석 정도에 따라 종류와 명칭이 달라진다. 향수의 희석 정도는 '퍼퓸 〉 오드 퍼퓸 〉 오드트왈렛 〉 오데코롱 〉 샤워코롱' 순으로 진하다. 각각 종류에 따라 지속시간이 달라진다.

구분	부향률	지속 시간
퍼퓸	15~25%	6~8시간
오드퍼퓸	9~12%	5~7시간
오드트왈렛	6~8%	3~5시간
오드코롱	3~5%	1~2시간
샤워코롱	1~3%	1시간

향수 : 향료를 알코올 등과 섞어 만든 액체 화장품
부향률 : 알코올에 첨가된 향료 원액의 비율

2

톱노트? 미들노트? 베이스노트? 무엇이 다를까?

향수를 뿌렸을 때 처음에는 톱노트(top note)의 향이, 시간이 좀 지나면 미들노트(middle note)의 향이, 시간이 더 지나면 베이스노트(base note)의 향이 난다. 톱노트의 향이 좋아도 베이스노트의 향이 취향에 맞지 않으면 다음날 옷에 밴 향수 잔향이 싫을 수 있다. 그러므로 톱노트, 미들노트(하트노트), 베이스노트의 조화가 중요하다.

향수를 시향할 때에는 뿌린 직후에 향을 확인하는 것도 좋지만, 몇 시간 뒤의 잔향도 확인하자. 향이 오래 지속되는 걸 좋아한다면 톱노트보다는 베이스노트를 기준으로 향수를 고르자.

- **톱노트 :** 향수를 뿌린 후 15분까지의 향이다. 향수에 포함된 알코올이 날아가는 10분 전후에 나는 가장 강한 향이다.
- **미들노트 :** 30~1시간 이후에 일정한 향이 안정되는데, 향수를 뿌린 후 2~3시간 지날 때까지 남는 향이다.
- **베이스노트 :** 미들노트 이후 향이 완전히 소멸될 때까지 남는 향이다.

MY FIRST Makeup

나의첫화장품

PART 2

화장품 꿀팁 A to Z

1

화장품 용기

COSMETICS CONTAINER

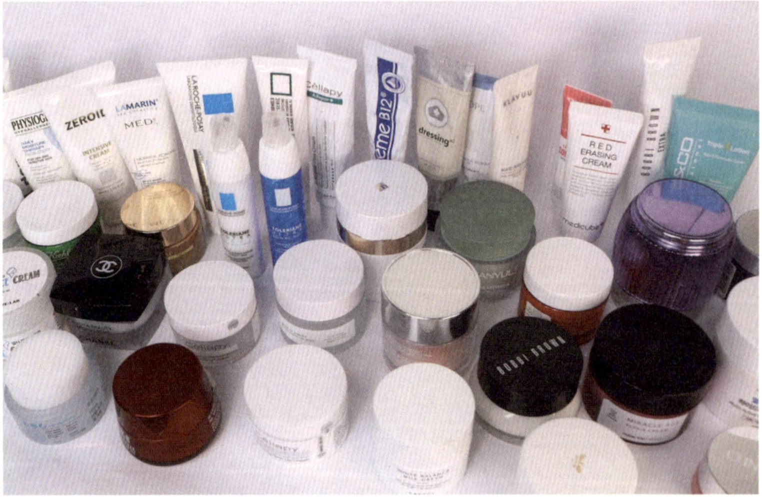

MY
FIRST
MAKEUP

화장품 용기는
왜 모양이 다를까?

1

모양과 재질이 제각각인 화장품 용기는 유통과정에서 안전하게 보호해주고 사용하는 동안 내용물을 보존해준다.

플라스틱 용기

제일 흔하게 사용하는 용기이다. 유통기한이 짧은 제품이 많고 용기 중에 단가도 제일 낮다. 로드숍 브랜드 제품이나 저렴한 제품에서 많이 볼 수 있다. 비타민 성분이 들어가거나 플라스틱과 닿으면 환경호르몬이 나오거나 내용물이 변질되는 성분이 들어간 화장품은 플라스틱 용기를 피하고 있다.

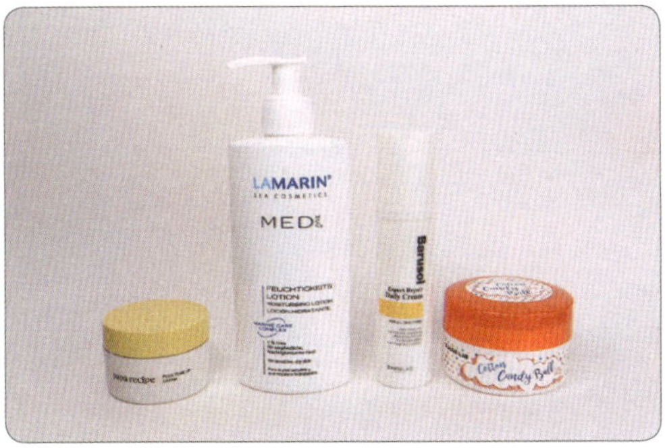

유리 용기

화장품을 가장 온전하게 보관할 수 있는 용기이다. 단가가 비싸고, 무거워서 휴대가 불편하다는 단점이 있다. 하지만 화장대에 올려놨을 때 고급스럽고 내용물 보존 효과가 좋아서 명품 화장품이나 비싼 화장품에 주로 사용된다.

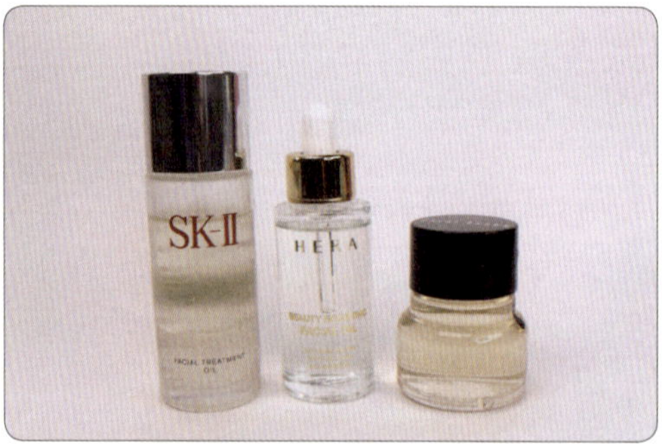

알루미늄 용기

재생크림이나 비타민 성분이 들어간 제품은 빛을 받으면 내용물이 산화되어 변질되기 쉬우므로 외부 공기와 빛을 차단하기 위해 알루미늄 용기가 사용된다.

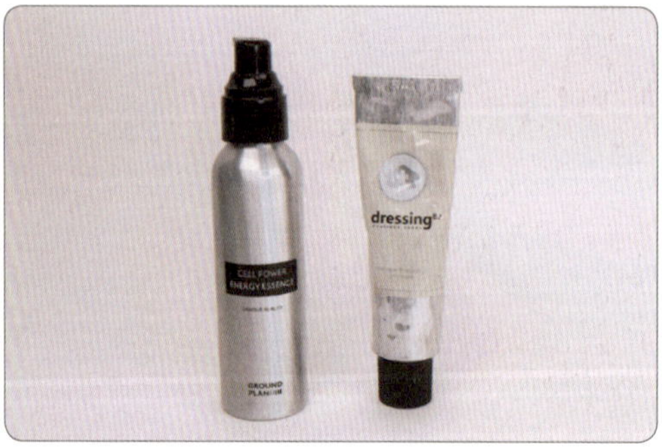

2 화장품은 용기별로 기능이 다르다

자타입

제일 많이 볼 수 있는 타입이다. 통에 들어 있는 내용물을 손이나 스패튤러로 덜어 쓴다. 개폐를 자주하므로 먼지가 들어가지 않도록 신경 쓰고, 한 번 덜어낸 내용물은 다시 넣지 않는 게 좋다.

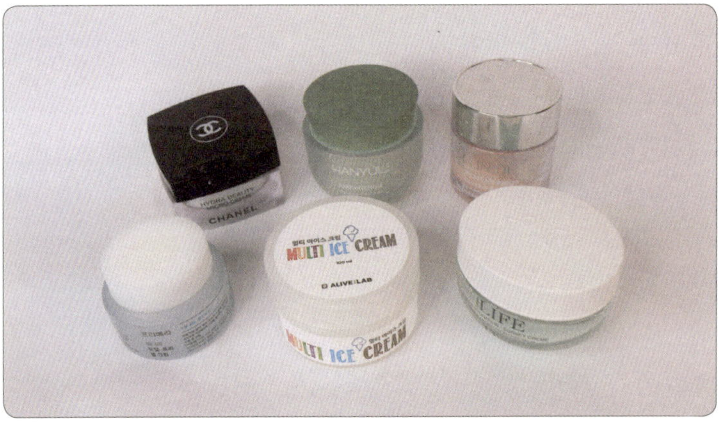

튜브 타입

뚜껑을 열어 눌러서 쓰면 되니 간편하다. 하지만 한 번 누를 때 제형이 나오고 다시 들어가면서 공기가 유입되어 내용물이 변질될 우려가 있다. 거꾸로 보관하면 공기 유입이 덜하다.

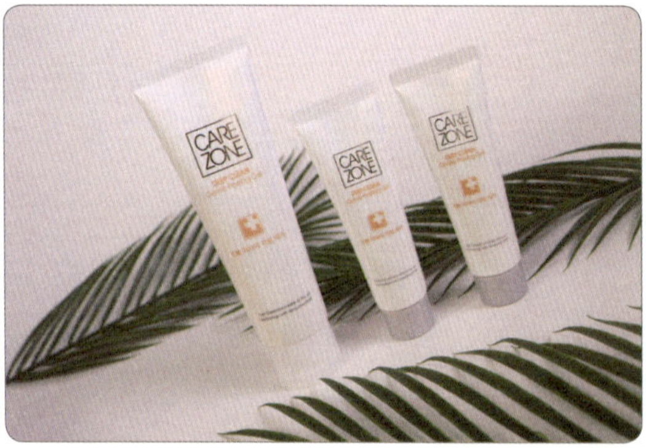

연고 타입

외부 공기의 유입을 막아 제품을 오래도록 신선하게 유지시킨다. 주로 재생크림 중에 연고 타입이 많다. 쓰다 보면 끝이 찢어지기 쉽고 화장대에 세워놨을 때 의약품 같아서 예쁘지 않다는 단점이 있다.

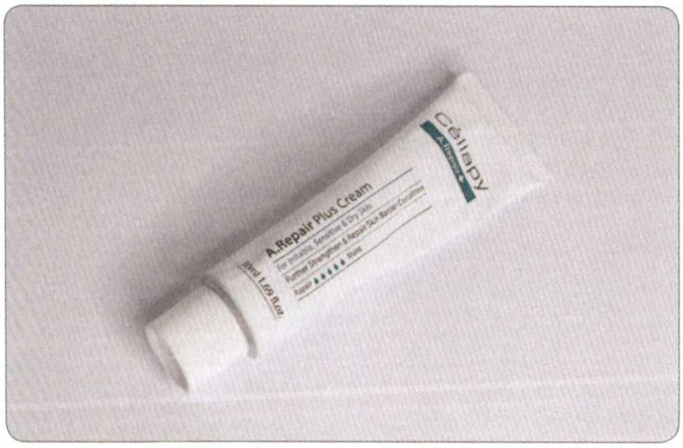

펌핑 타입

펌프형으로 된 타입과 뚜껑을 열어 펌핑하는 타입이 있다. 주로 샴푸나 보디용품 등 자주 사용하고 대용량인 제품이 많다. 사용법이 간편하고 위생적이다.

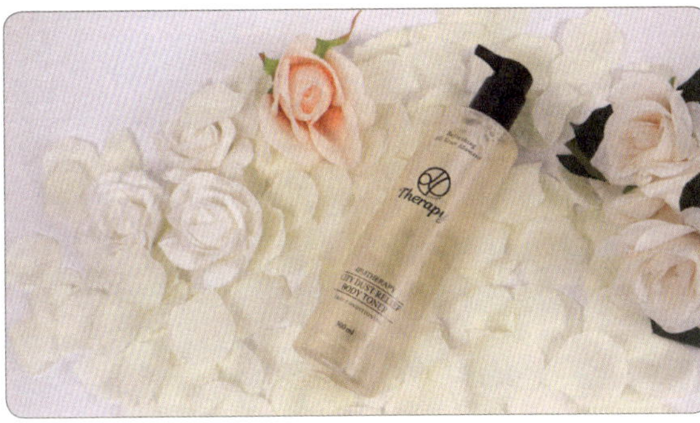

밀폐 용기

외부 접촉을 최소화하여 다른 포뮬라와 섞여 오염되는 것을 예방한 용기이다. 밀폐주입구에서 산화를 막고, 공기와의 접촉을 차단해 제품을 안전하게 보호해준다.

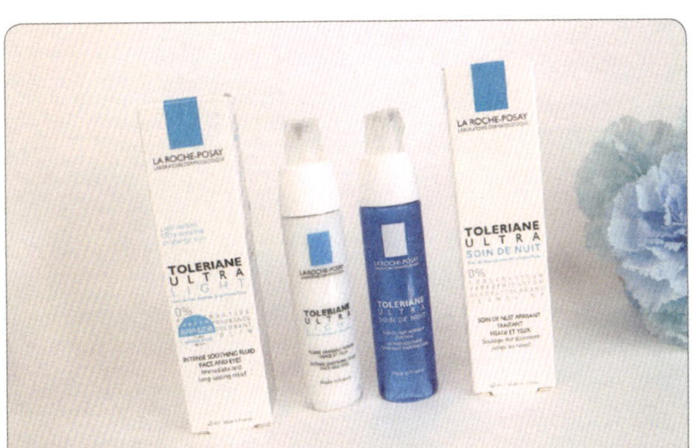

2

피부 타입

SKIN TYPE

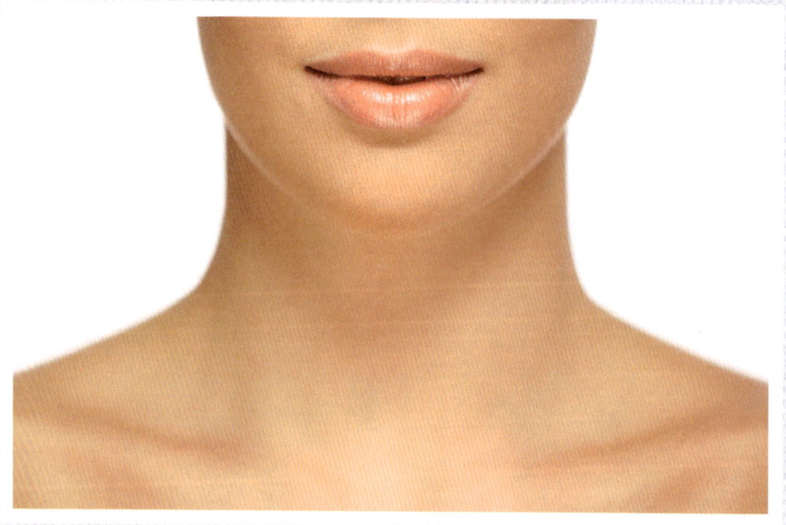

MY
FIRST
MAKEUP

1

피부 타입 파악이 첫 단계

자신의 피부 타입을 아는 것만으로도 피부 관리를 효율적으로 할 수 있다. 피부가 민감하다면 민감성 피부에 안 좋은 성분을 배제한다든지, 지성 타입이라면 유분기가 적은 제품을 사용하는 식으로 자신에게 적합한 화장품을 고르는 것이다.

단순히 피부 타입을 건성, 지성, 복합성 3가지로 나누는 것은 추천하지 않는다. '건성에 민감성', '지성에 민감성'과 같이 여러 가지로 세분화하는 게 좋다. 지성/건성, 민감성/저항성, 색소성/비색소성 등 구체적으로 세분화한 16가지 피부 타입도 있다.

건성 피부

피부결이 곱고 피지 분비가 적어 수분과 유분이 전체적으로 부족한 피부이다. 피부가 건조하여 외부의 자극을 잘 받고 주름이 잘 생기고 세안 후에 땅기는 느낌을 받는다. 집중적으로 수분 케어를 하는 게 좋다. 유수분 밸런스를 맞추기 위해 주 2회 정도 리치한 보습크림이나 오일로 보습 케어를 해준다. 특히 발뒤꿈치, 팔꿈치 등이 건조해 피부가 갈라지기 쉬우니 보디 케어도 신경 써야 한다. 클렌징 시에는 클렌징 후 피부가 너무 땅기지 않고 보습성분이 함유된 클렌징 제품을 사용하는 게 좋다.

복합성 피부

U존은 유수분이 부족하고, T존은 유분기가 많은 피부이다. 전체적으로 수분크림을 발라 수분을 채워주고, U존에는 오일이나 좀 더 리치한 제형의 제품을 바르고, T존에는 산뜻한 제형의 제품을 발라준다.

중성 피부

피부결이 곱고 피지 분비가 적당한 유수분 밸런스가 잘 맞는 피부이다. 외부 자극을 잘 받지 않으며 제일 건강한 피부 상태라고 볼 수 있다. 수분팩과 오일 등을 적절히 발라주어 현재 피부 상태를 유지한다.

지성 피부

피부결이 거칠고 피지 분비가 많아 피부가 기름져 보인다. 외부 자극에 대한 저항력은 강하지만 지나친 유분으로 인해 피부 트러블이 쉽게 나타나는 피부이다. 지성 피부는 두 가지 경우로 보면 수분 부족형 지성 피부와, 수분은 적당하나 유분이 많은 지성 피부로 나눌 수 있다.

수분 부족형 지성 피부는 얼굴 전체에 유분은 많지만 수분은 부족해서 얼굴이 땅기는 것 같은데도 피부에서는 유분이 분비된다. 수분이 부족하면 유분이 더 많이 분비된다. 매일매일 꾸준히 수분 케어를 꼼꼼히 하고, 물을 충분히 섭취하자. 주 2회 정도 수분 집중팩을 사용하는 게 좋다.

수분은 적당한데 유분이 많이 분비되는 지성 피부는 유분 밸런스를 위해 산뜻한 제형의 제품을 사용하는 게 좋다.

피부 타입 구분에 대한 오해

얼굴이 땅긴다고 다 건성은 아니다. 건성일 수도 있고, 수분 부족형 지성일 수도 있다. 피부가 땅기는 느낌이 계속되면 수분이 부족해 건조함이 심한 상태인 것이다. 그대로 두면 노화가 더 빨라진다. 평소 피부 유수분 밸런스를 맞추고 충분한 수분 공급이 중요하다.

Make up tip

피부 타입 셀프 체크

피지 분비량과 세안 후 피부 땅김 정도에 따라 피부 타입을 나눌 수 있다.

- 건성 피부 : 세안 후 얼굴 전체가 땅김
- 복합성 피부 : 세안 후 양 볼만 땅기고, T존은 번들거림
- 중성 피부 : 세안 후 땅김과 번들거림 없이 편안함
- 지성 피부 : 세안 후 얼굴 전체가 번들거림

특별히 더 관리해줘야 하는 민감성 피부

2

화장품을 바르면 따끔거리거나 트러블이 생겨서 화장을 하지 못하는 사람, 특정 제품만 사용하는 사람이 있다. 흔히 말하는 '민감성 피부'인 사람들이다. 민감성 피부는 '건조하고 피부조직이 얇아 외부자극에 민감한 피부'를 말한다. 지성, 건성 피부 등과 연관되는 피지 분비와는 상관이 없고, 외부의 자극 물질이나 알레르기 물질에 정상 피부보다 더욱 민감하게 반응하여 피부 자극 반응이나 피부염을 잘 일으킨다.

민감성 피부인 사람은 피부가 곧잘 빨개진다. 이유는 여러 가지가 있다. 피부장벽이 손상되었다든지, 피부가 건조해져 땅긴다든지, 따끔거리고 화하다든지, 햇빛이나 온도에 쉽게 반응하기도 한다.

요즘은 미세먼지가 심해 예전보다 민감성 피부가 많아졌다. 블로그를 운영하다 보면 "민감성 피부 제품 추천해주세요.", "저는 민감성이에요." 라는 댓글이 많다. 민감성 피부인 사람은 자극이 적은 제품을 선택해야 한다. 아무리 좋은 성분이라도 사람마다 느끼는 민감도가 다른데, 그중 몇 가지 성분은 피하는 게 좋다.

알코올

알코올이 들어간 제품은 발랐을 때 쿨링감이 느껴진다. 하지만 알코올이 마르면서 피부에 있는 수분이 함께 증발하여 피부가 더 건조해지므로 피하는 것이 좋다.

향료, 색소

알르레기 접촉 피부염의 빈도가 제일 높은 성분이다. 향이 강한 제품이나 색이 과도하게 들어간 제품은 피하는 것이 좋다.

소듐하우릴설페이트, 암모늄라우릴설페이트

클렌징 제품에 들어가는 계면활성제로 거품을 풍부하게 내주는 성분 중 하나이다. 피부를 예민하게 만드는 색소 중 하나이다.

화학적 자외선 차단제

화학적으로 자외선을 차단하는 유기자차는 자외선과 반응을 일으킨다. 화학반응, 열반응 때문에 피부 트러블이 생기기 십상이다. 자외선 차단지 백탁현상이 있더라도 물리적으로 자외선을 차단하는 무기자차를 선택하자.

3

화장품 구매

COSMETICS PURCHASE

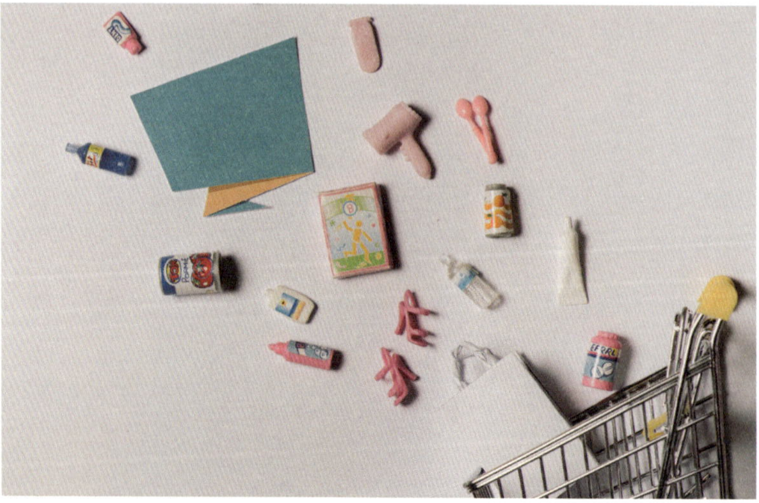

MY
FIRST
MAKEUP

화장품 구매처 비교 I

1 백화점 VS 로드숍

화장품을 살 수 있는 곳은 다양하다. 수년 전에는 종합화장품 매장, 백화점, 방문판매(일명 방판) 정도로 화장품을 구입할 수 있었다. 그런데 요즘은 백화점, 로드숍, 종합화장품, 드럭스토어, 약국, 피부과 등 구매처가 많아졌다. 또한 TV홈쇼핑, 인터넷 쇼핑몰, SNS로도 제품 구매가 가능하다. 모두 화장품을 판매하고 있지만 각각의 특징이 있다.

백화점 화장품

백화점 화장품은 다 좋을까? 백화점 화장품은 다 비쌀까? 그렇다고 단정할 수는 없지만 백화점에는 세계적인 명품 화장품 매장이 입점하고 있다. 이러한 브랜드는 역사도 깊고, 트렌드 반응 속도도 빠르다.

특히 글로벌 브랜드의 색조 제품은 색상이 다양하다. 국내 브랜드의 파운데이션은 21호와 23호 제품만 나온다면, 글로벌 브랜드의 파운데이션 컬러는 훨씬 다양하다. 립스틱 제품도 독특한 컬러가 많다. 색조 전용 브랜드, 내추럴 브랜드, 한방 브랜드 등 콘셉트도 다양하다.

백화점 브랜드 제품이 비싸서 부담스럽다면 해외에 나갈 기회가 있을 때 면세점에서 구매하거나 브랜드 패밀리 세일 등을 이용하는 방법도 있다. 백화점 내에는 상담 공간, 피부 테스트 기기, 메이크업 서비스 등 사소하게 누리는 혜택이 많으니 놓치지 말자.

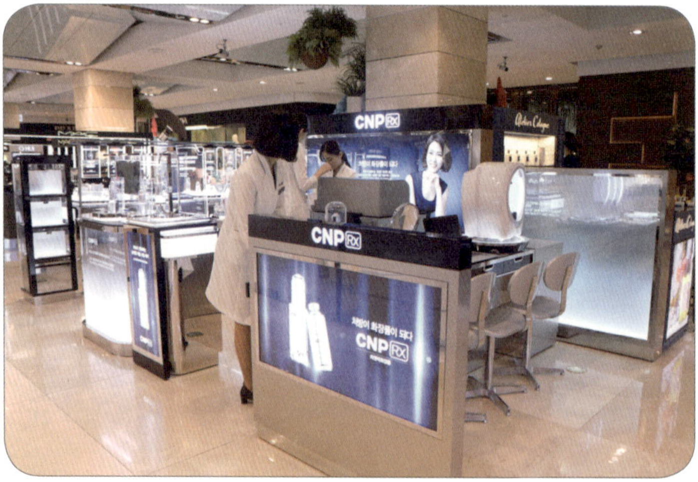

로드숍 화장품

2002년 미샤의 등장을 시작으로 곳곳에 로드숍 매장이 생겼다. 당시에 나는 아직 학생이라 메이크업을 하지 않았지만, 미샤, 더페이스샵 등의 매장에서 제품 테스트를 해보는 게 신기했던 기억이 있다. 화장을 하면서부터는 매장에서 이것저것 화장품을 테스트해보는 재미에 눈을 뜨게 되었다.

로드숍 화장품은 유통과정을 줄여 제품을 저렴한 가격에 구매할 수 있는 콘셉트로 시작되었다. 현재 미샤, 더페이스샵, 에뛰드하우스, 이니스프리, 토니모리, 네이처리퍼블릭, 홀리카홀리카, VDL, 클리오, 클라

뷰, 에스쁘아, 잇츠스킨, 더샘 등 다양한 브랜드가 있다. 3,300원의 저렴한 제품도 만나볼 수 있는데, 그렇다고 로드숍 제품이 반드시 저렴한 것은 아니다. 라인별로 고가의 제품도 판매한다.

로드숍 제품은 '매달 10일 미샤데이'처럼 브랜드별 세일 기간이 있다. 그 기간에 제품을 구매하면 샘플은 적게 받더라도 제품을 좀 더 저렴하게 구매할 수 있다. 주머니 사정이 여의치 않아 명품 브랜드를 사지 못한다면, '맥 칠리 저렴이', '베네피트 단델리온 저렴이', '바비브라운 토스트 저렴이' 등 명품 유명 색조 제품의 '저렴이 버전'을 구매하는 것도 좋다. 밀착력이나 가루날림은 살짝 다르지만 색은 거의 비슷하다.

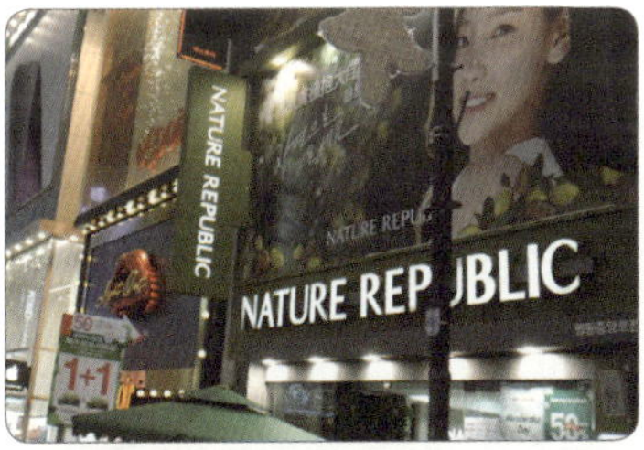

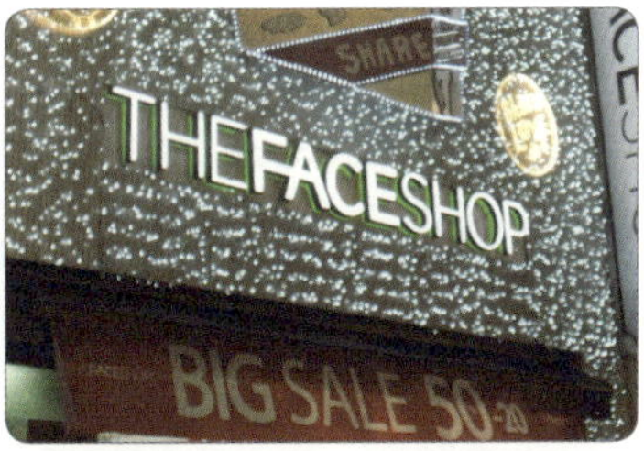

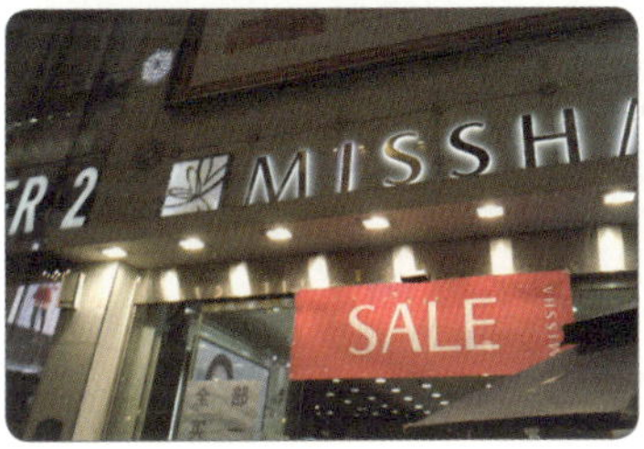

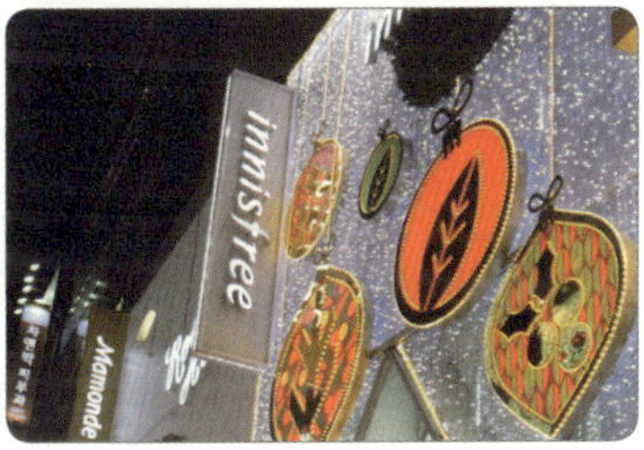

화장품 구매처 비교 II

온라인 vs 홈쇼핑

2

온라인 전용 제품

단독 매장을 두지 않고 인터넷 쇼핑몰, 페이스북 같은 SNS를 통해 홍보하여 판매하는 온라인 전용 제품들이 있다. 이들 브랜드의 마케팅 특징은 '친근함'과 '합리적인 가격'이다. 매장은 보증금, 월세 등 고정비용이 많이 나갈 수밖에 없다. 매장 없이 온라인으로만 판매하면 그만큼 제품 단가가 낮아져 합리적인 가격으로 판매할 수 있다. 단, 제품을 미리 테스트해볼 수 없고, 환불 및 교환을 하려면 번거롭다는 단점이 있다.

소비자는 온라인 제품을 주로 인터넷 후기를 보고 구매한다. 특히 비포, 애프터가 뚜렷한 상품 후기는 소비자의 시선을 사로잡아 구매로 이끈다. "립 메이크업이 오래 지속되는 립 타투.", "꾸준히 사용했더니 트러블이 없어졌다.", "꾸준히 바르면 피부가 하얘지고 쌩얼이 예뻐 보인다." 등의 사용 후기는 소비자의 구매욕구를 자극한다. 하지만 믿을 수 있는 후기인지, 자신에게 정말 필요한 제품인지 신중히 판단해 구매하는 게 좋다. 단기적인 효과를 볼 수 있는 제품, 참신한 제품이 많다.

홈쇼핑 화장품

직접 제품을 구매하기 번거롭다면 TV를 보다가 전화로 간편히 주문해도 된다. 전화 한 통화면 며칠 뒤 집으로 상품이 배송된다. 나도 홈쇼핑에서 화장품을 곧잘 구매한다.

홈쇼핑 화장품으로 트렌드를 읽을 수 있다. 예를 들어 몇 년 전에 진동파운데이션이 유행한 적이 있다. 그때 홈쇼핑 채널마다 진동파운데이션을 판매했다. 주기적으로 여름에는 선스프레이나 선스틱을 연일 방송하는 걸 볼 수 있다. 홈쇼핑 뷰티 상품을 보면 현재 어떤 제품이 유행인지 금세 파악할 수 있다.

홈쇼핑으로 한 번에 다량으로 합리적인 가격에 구매할 수 있다. 같은 가격으로 다른 곳보다 더 많은 양의 제품을 살 수 있다. 얼마 전 실크테라피 판매 방송을 본 적이 있는데, 홈쇼핑으로는 150ml 상품 4개에 6만원대인 반면 드럭스토어에서는 120ml 상품이 1만 원 이상이었다. 용량과 가격으로 계산해보면 홈쇼핑에서 대량으로 구매하는 게 더 이득이었다.

홈쇼핑을 잘 이용하면 AHC아이크림 제품을 하나당 1만 원이 안 되는 가격으로 구매할 수도 있다. 카드 혜택, 할인 혜택이 있을 때도 있고, 다른 라인의 정품을 더 주거나 가방이나 주방용품 등 사은품을 주기도 한다. 실제로 나는 젤마스크팩을 구매하고 미니오븐을 받은 적도 있고, 아이크림 세트를 구매하고 팔찌를 받은 적도 있다.

구매할 때 유통기한은 꼼꼼히 확인하자. 이때 시간의 압박 때문에 대량 구매가 주저된다면 지인과 금액을 나눠 구매할 수도 있다. 싸게 구입해놓고 다 쓰지 못하면 낭비가 되니 말이다.

화장품 구매처 비교 III

약국에서 파는 화장품

3

더마 코스메틱

'Dermatology'와 'Cosmetic'의 합성어로, 의약품 수준의 기능성이 접목된 화장품을 의미한다. 보통 약국 화장품, 피부과 화장품을 통칭한다. 예전에는 피부과 화장품은 피부과에서만 살 수 있었다.

요즘에는 더마코스메틱이란 말을 흔히 들을 수 있다. 셀라피, 메디큐브, 셀퓨전씨 등 더마코스메틱 브랜드가 대중화되면서 드럭스토어나 온라인에서 쉽게 만나볼 수 있다. 아이오페, 이니스프리 등 몇몇 브랜드에서는 더마 라인을 따로 출시하고 있다.

나도 피부과에서 여드름치료를 받은 적이 있다. 그곳에서 "트러블 압출 후에는 피부 상처 회복, 재생 관리가 중요하니 재생크림을 사용해야 한다."라는 말을 들었다. 시술 후 피부과에서 바로 화장품을 구매할 수 있었다. 피부과 근처 약국에서도 구매할 수 있다.

시술 후 사용하는 피부재생크림은 피부장벽을 강화하고 피부 상처 회복에 도움을 주는 크림이다. 집에서 사용할 수 있는 홈 케어 제품도 있다. 기능성으로 차앤박 필링 제품, 셀라피 아기토닝 미백 라인 등으로 피부과 시술 효과를 집에서 느낄 수 있다.

우리가 흔히 바르는 동국제약의 상처 치료 연고 마데카솔의 원료인 센텔라 아시아티카 정량 추출물로 만든 '센텔리안24 마데카크림'이 홈쇼핑에서 큰 인기를 얻으면서 재생크림을 사용하는 사람이 늘어났다. 호랑이가 상처 났을 때 뒹굴었더니 상처 회복이 빨랐다고 해서 센텔라 아시아티카 성분은 호랑이병풀이라고도 불린다. 요즘은 재생크림뿐 아니라 쿠션, 비비크림에서도 호랑이병풀 성분을 많이 볼 수 있다.

미세먼지로 민감성 피부 타입이 늘어나면서 좀 더 순하고 피부 진정 기능이 있는 더마코스메틱의 인기가 더 높아지고 있다.

MY FIRST Makeup

나의첫화장품

PART 3

뷰티 Q&A 베스트 8

비싼 화장품은 왜 비싼 걸까요? 저렴한 화장품을 믿어도 될까요?

Q1

화장품 가격은 천차만별이다. 1,000원짜리부터 100만 원 이상 되는 것도 있다. 싸다고 무조건 안 좋고, 비싸다고 무조건 좋은 것일까? 꼭 그런 건 아니다. 내 파우치 속에는 5,000원짜리 아이섀도 팔레트도 있고 8만 원짜리 아이섀도 팔레트도 있다. 비싸더라도 자신의 피부에 맞지 않으면 안 좋은 제품이고, 가격이 저렴하더라도 자신의 피부에 잘 맞는다면 좋은 제품이 아닐까.

글로벌 브랜드의 경우에는 유통 과정이 길어서 국내 로드숍에 비해 단가가 비쌀 수밖에 없다. 플라스틱 용기보다 제품 보존 기능이 뛰어난 유리 용기를 사용해서 단가가 비싸다. 때로는 기존에 있던 제품 용기를 새로운 용기로 바꾸면서 가격이 오르는 경우도 있다. 일명 '금형을 판다.'는 표현을 쓰는데, 새로운 기계를 제작해 생산해야 해서 화장품회사가 단가를 올리는 것이다.

얼마 전에 화장품을 론칭한 경험이 있는데 용기, 성분, 유통 과정, 물류 보관, 매장 유지, 제품 개발, 마케팅 비용 등 다양한 요인으로 제품 가격이 결정되었다. 한 번에 다량으로 생산해내면 좀 더 비용을 절감할 수 있었다.

최근에 다이소에서 '0720 화장품'이라며 2,000원짜리 립틴트와 마스카라, 5,000원짜리 쿠션과 아이섀도 팔레트 등이 출시된 적이 있다. 다이소는 매장수도 많고, 유통 물류 시스템도 잘되어 있어 단가를 낮추는 데 유리했을 것이다. 이렇듯 화장품 가격 속에는 다양한 사연이 있다.

화장품 성분표 보는 방법이 궁금해요!

Q2

화장품 제품 하나에는 생각보다 많은 성분이 들어 있다. "지구를 갈아 넣었네."라고 할 정도로 수십 가지 성분이 들어 있다. 인체에 사용되기 때문에 화장품 성분은 다음 4가지 기본요소를 반드시 충족시켜야 한다. 화장품의 4대 요소는 다음과 같다.

- 피부에 대해 자극이나 부작용이 없어야 한다.
  → **사람에 기준이 되는 안전성**
- 제품에 대해 미생물 오염으로 인한 변화가 없어야 한다.
  → **제품에 기준이 되는 안정성**
- 사용할 때 편리함과 사용감이 좋아야 한다. → **사용성**
- 사용 목적에 적합해야 한다. → **유용성**

화장품 전성분 표시제

소비자의 권리를 위해 '화장품 전성분 표시제'가 시행되고 있다. 보통 화장품 단상자에 명시되어 있다. 화장품 성분표에 표시되는 순서는 함량

순이다. 가장 함유량이 높은 성분이 맨 먼저 나오고, 함유량이 1% 미만인 성분은 자유롭게 명시한다. 화장품에 성분이 어느 정도 들어 있는지는 매우 중요하다.

함유 성분이 많을 때에는 방부제 성분이 있는지, 주요 성분은 얼마나 들어 있는지 가늠하는 게 좋다. 파라벤, 페녹시에탄올, 1,2-헥산디올, 메칠이소치아졸리논, 메칠클로로이소치아졸리논 등 화장품 제조에 쓸 수 있는 방부제 성분이 있다. 만약 파라벤만으로 방부할 시 0.4% 미만, 혼합해서 사용하면 0.8% 미만까지 첨가할 수 있다는 사용한도가 있다. 방부제는 말 그대로 방부의 역할일 뿐 피부에 효능을 주는 성분이 아니므로 함량이 적다. 방부제 성분이 적혀 있다면 함량이 1프로 미만으로 미미하다는 뜻이다.

한때 파라벤의 위험성에 대해 이슈가 된 적이 있다. 파라벤이 들어 있지 않다고 방부제가 들어가지 않은 것은 아니다. 화장품을 방부하지 않으면 오래 보존할 수 없다. 특히 민감성 화장품의 경우 1,2-헥산디올을 방부제로 많이 사용하는데, 단독으로 사용할 경우 방부효과가 약하니 개봉 후 3개월 내에 제품을 소진하는 게 좋다.

Make up tip

민감성 피부와 화장품 성분

민감성 피부라면 특히 민감성 피부가 피해야 하는 성분 몇 가지를 알아두는 게 좋다. 성분표를 보고 그 성분이 들어간 제품은 피하고, 비슷한 성분의 제품을 여러 개 사용한다면 하나로 줄이자.

피부장벽이 뭐예요?

Q 3

우리 피부는 각질층·표피층·진피층 등으로 겹겹이 층을 이루고 있는데, 그중 각질층은 가장 표현에 있는 층으로 우리 피부를 보호해주는 역할을 한다. 외부 요인으로 자극을 많이 받으면 피부장벽이 손상되기 쉽다. 피부장벽이 무너지면 피부가 건조해지고 피부 트러블을 겪게 된다. 피부장벽은 피부 속 수분을 촉촉하게 유지하면서 외부 유해 환경들로부터 피부를 지켜주니 평소에 피부장벽 관리에 신경 쓰자.

피부장벽은 각질층에 있는 각질세포와 각질세포 사이의 지질로 비유할 수 있다. 즉 각질세포가 벽돌이라면 세포간 지질을 시멘트인 셈이다. 그냥 벽돌만 쌓으면 쉽게 무너져도 벽돌 사이사이에 시멘트가 있으면 단단해지는 것처럼 피부 각질층 사이에 세포간 지질을 채워주는 게 중요하다. 화장품 제품으로는 NMF천연보습인자크림, 세라마이드크림 등을 예로 들 수 있다. 이러한 성분은 피부 각질층의 수분을 유지시켜주는 역할을 한다.

피부장벽이 튼튼하면 피부 회복과 피부 재생능력도 빨라지고 피부 탄력도 더 오래 유지된다. 피부 탄력을 오래 유지하면 주름도 덜 생기므로 노화 방지를 위해서도 피부장벽 관리는 중요하다. 평소에 무리한 각질 제거와 클렌징을 피하고, 피부에 빠르게 흡수되는 피부장벽 강화 제품을 발라주자.

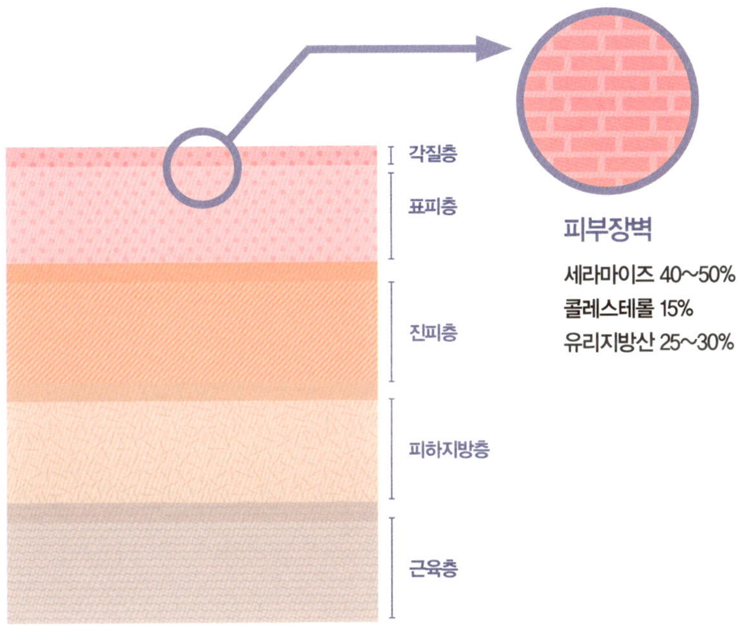

화장품 보관 및 관리 노하우가 있나요?

Q4

화장품을 사용하는 것만큼 중요한 게 화장품 보관이다. 같은 제품이라도 어떻게 보관하느냐에 따라 더 오래 사용할 수 있다. 또한 색조 제품 같은 경우는 어디 있는지 찾느라 헤매지 않고 쉽게 사용할 수 있다.

화장품 보관 시 주의점

화장품을 구매할 때 제조일이 언제인지, 유통기한이 얼마나 남았는지를 파악하는 게 중요하다. 제품을 오래 사용한 것 같다면 유통기한이 얼마나 남았는지 한 번 확인해보자.

화장품 하단을 보면 뚜껑 열린 그림에 6M, 12M 등의 표시를 볼 수 있다. 6M은 개봉 후 6개월까지 사용 가능하다는 뜻이다. 제품 날짜 앞에 적힌 MFG와 MFD는 화장품 제조날짜를, EXP는 유통기한을 의미한다.

3개월 내에, 6개월 내에 사용하는 제품은 그 날짜 안에 다 사용하는 게 좋다. 그 이후에는 방부효과가 떨어져 제품이 변질될 우려가 있다. 특히 자외선 차단제의 경우 자외선 차단 효과가 감소할 수 있다. 네임텍이나 용기 하단에 매직으로 개봉 날짜를 써두는 것도 좋은 습관이다. 6M

이라고 적혀 있는데 개봉한 지 6개월이 지났다면 과감히 버리도록 하자.

화장품 냉장고가 따로 출시될 만큼 화장품은 신선하게 보관하는 게 좋다. 겨울에 화장품을 바닥에 두었다가 제품이 뜨끈해진 경험을 한 적이 있는데 화장품은 신선하게 보관해야 오래 사용할 수 있다.

자주 사용하는 제품은 손이 잘 가는 곳에 둔다. 색조 제품은 따로 진열대를 마련해 보관하면 사용이 간편하다. 특히 립스틱은 작아서 굴러다니기 십상이라 원하는 컬러를 찾느라 시간을 한참 소요하는 경우가 있는데 아크릴 정리함이나 구역을 정해 한곳에 진열해놓으면 찾기 쉽다.

마스크팩은 세워서 보관하면 에센스가 시트 아래로 다 쏠리게 되므로 에센스가 골고루 스며들도록 눕혀서 보관하는 게 좋다.

튜브 용기는 세워서 보관하면 내용물이 잘 나오고, 내용물이 나올 때 공기 유입도 적어 제품을 오래도록 신선하게 보관할 수 있다.

햇빛이 드는 창가에 화장품을 두면 제품에 열이 가해질 수 있다. 방의 구조상 어쩔 수 없이 화장대가 햇빛이 드는 곳에 있다면, 덮개로 덮어두거나 블라인드나 커튼으로 햇빛을 차단하는 게 좋다.

Make up tip

화장품 보관

- 조명 화장대 : 인테리어용으로만 추천한다. 제품을 구역별로 나눌 수 있어 편하나 청소하기 불편하고 가격이 비싸다.

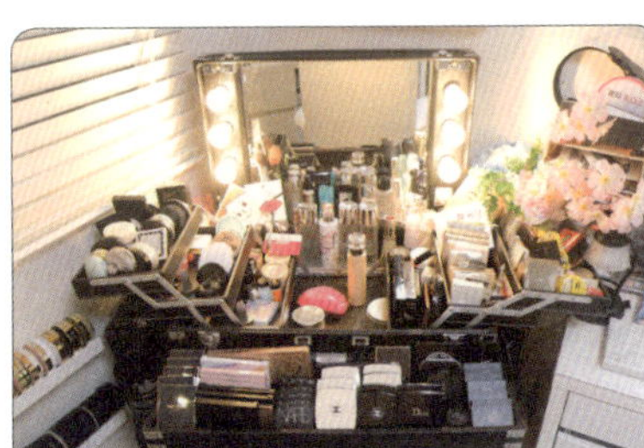

• 아크릴 서랍장 : 투명 아크릴로 된 미니서랍을 이용하면, 제품을 종류별로 차곡차곡 보관하기 쉽고, 먼지도 덜 쌓인다. 특히 제품이 어디에 있는지 쉽게 찾을 수 있다. 단, 잘 깨질 수 있으니 주의하자.

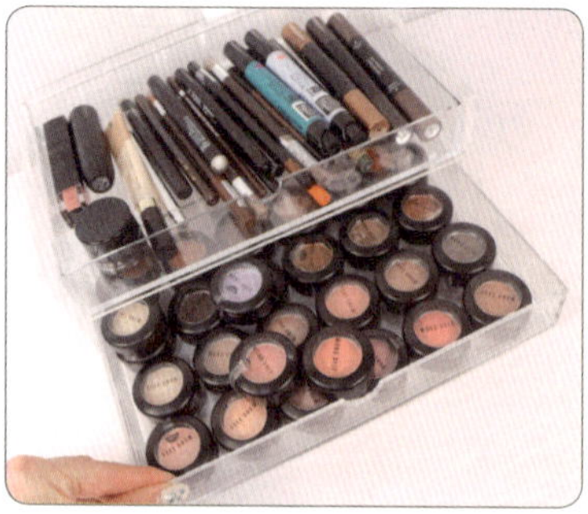

• 립스틱 진열대 : 립스틱을 거꾸로 세워서 넣으면 제품 품번이 보여서 원하는 제품을 쉽게 찾을 수 있다.

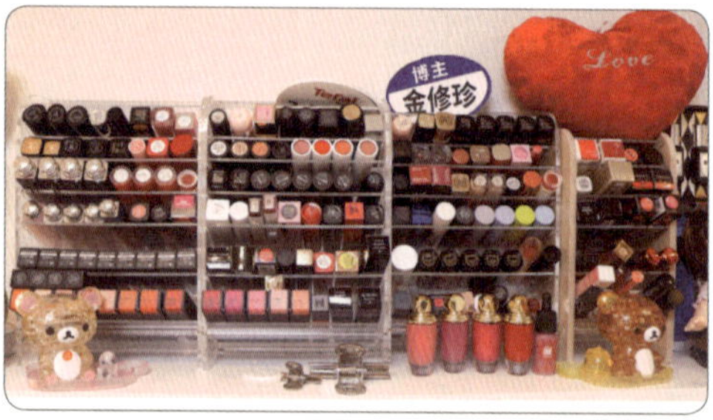

• 벽선반 : 면적을 차지하지 않고, 제품을 쉽게 찾을 수 있다. 하지만 먼지가 잘 쌓이므로 청소를 자주 해줘야 한다.

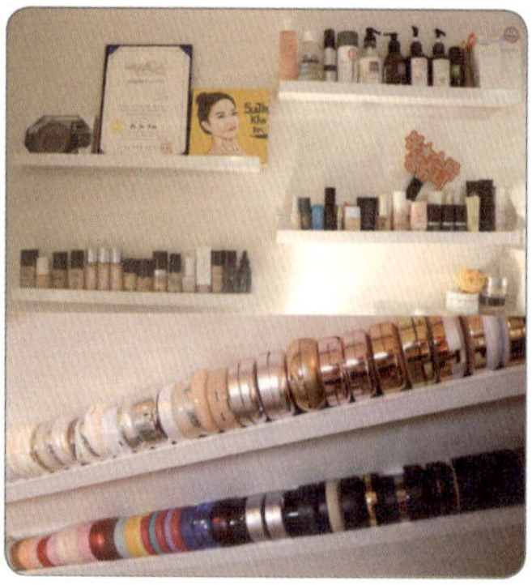

계절별로 화장품을 따로 써야 하나요?

Q5

계절에 따라, 온도에 따라 피부 상태가 조금씩 달라진다. 여름에는 피지 분비가 많아지고 땀도 많이 흘린다. 겨울에는 피부가 건조해진다. 피부 상태에 따라 제형을 달리하여 피부를 보호하자.

계절별 화장품

기초 제품은 기본적으로 보습크림을 사용하는데, 이때 계절별로 제형 차이가 있다.

- **봄 :** 미세먼지가 많은 시기이다. 안티더스트 제품을 사용하고 딥클렌징에 신경 쓰자.
- **여름 :** 피지 분비가 많아지는 시기이다. 피지, 블랙헤드 관리에 신경을 쓰고, 산뜻한 제품을 사용하자. 자외선이 강렬하니 자외선 차단을 꼼꼼히 바르자.
- **가을 :** 점점 추워지면서 피부가 건조해진다. 일교차가 커서 가려움증 등 환절기 피부 고민에 시달리게 된다. 피부 유수분 밸런스에 신경

쓰자.

- **겨울 :** 찬바람에 피부가 쉽게 건조해진다. 얼굴뿐 아니라 손, 입술 등도 건조해져서 갈라지기 쉽다. 평소에 사용하는 크림보다 좀 더 리치한 제형을 사용하고, 주 2~3회 오일로 유분 관리를 해주는 것도 좋다. 핸드백 속에 핸드크림, 립밤, 멀티밤 등을 가지고 다니면서 건조할 때마다 수시로 보습해주자.

계절별 색조

계절별로 어울리는 색조 제품이 있다. 계절에 따라, 기분에 따라 컬러를 선택해보자.

- **봄 :** 핑크, 코랄 등의 컬러가 인기이다.
- **여름 :** 밝은 다홍빛의 쨍한 컬러가 인기이다. 립스틱보다는 립틴트나 가벼운 제형의 립 제품이 인기이다.
- **가을 :** MLBB컬러, 톤다운된 누드톤, 벽돌색의 버건디가 인기이다. 립틴트보다는 립스틱이 인기이다.
- **겨울 :** 날이 건조해 입술이 갈라지기 쉬운 계절이다. 입술 보습이 잘 되는 립밤, 오일 틴트, 발림성 좋은 립스틱이 인기이다. 연말에는 화려한 컬러가 인기이고 1월, 2월에는 크게 유행을 타지 않는다.

피부 트러블은 왜 생기는 거예요?

Q6

피부 트러블 요인을 알면 꾸준히 관리해 트러블로부터 자유로워질 수 있다. 피부 트러블 요인을 살펴보자.

자신에게 맞지 않는 화장품을 사용한 경우

자신이 민감성 피부인데 모르고 자극을 유발하는 제품을 사용해서 트러블이 생길 수 있다. 혹은 화장품을 바꿨을 때 이러한 경우가 많다. 남들이 좋다고 해서 자신에게도 좋으리라는 보장은 없다. 자신에게 잘 맞는 제품을 찾는 게 중요하다.

피부장벽이 손상된 경우

각질 제거제의 비교 콘텐츠를 만들면서 종류별로 각질 제거제를 모두 비교한 적이 있다. 과도한 각질 제거로 인해 피부가 얇아지고 피부장벽이 손상되어 피부 트러블이 심해졌다. 피부장벽이 손상되면 외부 자극을 받기 쉬워 금방 트러블이 발생한다. 과도한 각질 제거나 무리한 클렌징은 삼가자. 평소에 피부장벽을 탄탄하게 채워주는 게 중요하다.

묵은 각질로 인한 경우

각질은 피부장벽을 보호해주며 28일 주기로 탈락과 생성을 반복한다. 그런데 이 과정이 원활하지 않으면 묵은 각질이 피부를 뒤덮어 트러블이 일어난다. 그러면 화장이 잘 먹지 않는다. 묵은 각질을 제거한 후 탄탄하게 보습을 해주자.

클렌징 잔여물

클렌징을 깨끗하게 하지 않은 상태에서 스킨 케어를 하면, 피부 노폐물과 메이크업 잔여물이 스킨 케어 제품과 뒤엉켜 트러블을 유발한다. 평소에 클렌징을 깨끗하게 하는 습관을 갖자.

변비

변비로 독소가 쌓여 얼굴에 트러블이 생기는 경우가 있다. 실제로 장은 우리 몸의 면역계와도 연관이 있다. 독소가 쌓이면 피부톤도 칙칙해지고, 트러블이 발생하기 쉽다. 유산균을 많이 섭취하고 운동을 해서 꾸준히 독소를 배출하자.

스트레스

스트레스는 만병의 원인이다. 스트레스가 심하면 잠도 안 오고 집중력이 떨어지며 괜히 어깨가 뭉친 것 같은 느낌이 든다. 스트레스를 많이 받으면 테스토스테론이라는 호르몬이 증가해 피지 양이 늘어나고 염증을 유발한다. 최대한 긍정적으로 생각하자.

Q7 오래 쓰고 싶은데 아이 메이크업 제품이 빨리 굳어요!

블로그에 아이라이너 제품의 후기를 작성했는데 "이 아이라이너 한 번 열면 후진도 안 되고 진짜 불편해요. 사지 마세요."라는 댓글이 달렸다. 열심히 후기를 작성했는데 부정적인 댓글이 달리니 기분이 좋지 않았다. 실제로 어떤 제품을 사용하고 만족하지 못한 이들이 블로그에 방문해 부정적인 댓글을 다는 경우가 많다. 그런데 후진이 안 되는 아이라이너에 대해서는 할 말이 있다.

요즘 한 번 열면 다시 넣을 수 없는 립 펜슬이 많다. 이런 제품이 사용하기 불편할 수도 있다. 하지만 화장품 회사의 개발팀이 일부러 불편한 제품을 만들었을까?

젤 펜슬 아이라이너 같은 경우에는 넣었다 뺐다 돌리면, 외부 공기와의 접촉으로 아이라이너가 굳기 쉽다. 이를 보완하기 위해, 아예 한 번 열면 다시 넣을 수 없게 만든 것이다. 애초에 아이라이너 굵기를 가늘게 해서 샤프너 없이도 오래 사용할 수 있게 만들기도 했다.

아이라이너 제품은 특히 쉽게 굳는다. 젤 타입이라면 브러시에 묻히고 거꾸로 놓거나 바로 뚜껑을 닫아 외부 공기와의 접촉 시간을 최대한 줄이는 게 좋다.

우드 타입 아이브로는 깎아 쓰기 귀찮다고 피하는 경우가 많은데, 오토 아이라이너보다 용량이 두 배 이상 많아 우드 펜슬 타입의 가격이 저렴하다고 할 수 있다. 불편한 대신 내용물을 나무가 신선하게 보존해주고, 발림성도 더 좋다.

어떤 타입의 제품이든 오래 쓰고 싶다면 외부 공기와의 접촉 시간을 최대한 줄이는 게 좋다.

뷰티 블로거 리뷰, 믿어도 되나요?

Q8

어떤 제품을 사려고 네이버에서 검색하면 파워링크 등 광고가 노출되고 그 밑으로 블로그 리뷰를 볼 수 있다. 실제로 구매한 이가 작성한 리뷰일 때도 있고 업체로부터 제품과 대가를 제공받고 작성된 리뷰일 때도 있다.

나도 처음에는 실제로 구매한 제품의 리뷰를 많이 작성했는데, 뷰티 블로거가 된 지금은 대가성 리뷰도 올리고 있다. 대가성 리뷰를 했을 때의 장점은 많은 브랜드와 작업을 할 수 있고, 신제품을 미리 받아서 사용해볼 수 있어 뷰티 트렌드를 빨리 익힐 수 있다는 것이다. 하지만 '브랜드로부터 대가를 제공받았으니 무조건 좋은 얘기만 할 거야.'라는 오해를 받기 쉽다는 단점이 있다.

실제로 제품을 제공받고 리뷰하기 전에 테스트를 해보았는데 나에게 맞지 않아 트러블이 난 적도 있고, 제품 사용이 불편한 적도 있다. 그때는 제품을 다시 업체로 돌려보냈다. '콩슈니'라는 이름을 걸고 운영하는 블로그이고, 오랜 기간 쌓은 신뢰가 있기 때문에 블로그를 방문한 이들에게 안 좋은 제품을 추천할 수는 없었기 때문이다. 안 좋은 제품을 좋다고 하면 이제껏 쌓은 신뢰는 한순간에 무너질 게 분명하다.

업체로부터 제공받고 작성한 리뷰가 아니라 실제 구매한 자의 순수한 리뷰만 보고 싶다면 어떻게 해야 할까? 원하는 제품명으로 검색했을 때 비슷비슷한 제목의 리뷰는 같은 키워드로 작업된 대가성 리뷰일 수 있다. 조금 더 뒤쪽 목록의 리뷰에 실제 구매자의 리뷰가 있을 가능성이 높다. 또한 대가를 제공받고 작성된 후기는 하단에 "이 리뷰는 해당업체로부터 대가를 제공받고 작성되었음을 명시합니다."라는 공정거래위원회의 문구를 반드시 입력해야 하므로 이 문구의 유무를 확인하면 된다.

Must have item

콩슈니의 인생 템

1

셀라피 아기토닝 CC쿠션

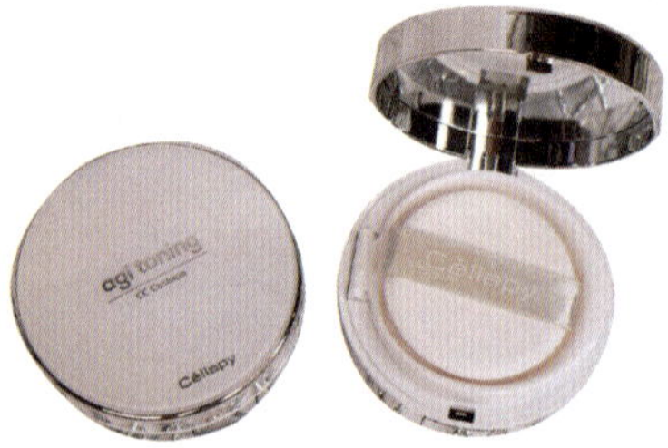

뷰티블로그를 운영하며 내가 리뷰해본 쿠션만 200여 개이다. 실제로 집에 300여 개의 쿠션파운데이션이 있다. 하지만 그중에 인생 템은 5개 이내에 불과하다. 어느 날 셀라피 브랜드로부터 제품 론칭을 해보지 않겠느냐는 문의가 왔다. 내가 늘 꿈꾸던 제품 론칭을 드디어 하게 된 것이다. 6개월 이상의 기획·개발 단계를 거쳐 마침내 '콩슈니 쿠션'이 탄생했다. 제품명은 '셀라피 아기토닝 CC쿠션'이다.

이전부터 셀라피 제품은 피부과 더마코스메틱 화장품인 재생크림과 미백크림을 꾸준히 사용해왔다. 처음 들어본 브랜드였다면 제품 론칭을 망설였을 것이다. 특히 셀라피 아기토닝크림은 미백크림 중에 나의 인생 템이었다. 단순히 피부만 하얘지는 게 아니라, 멜라닌 색소 이동 억제 등 피부의 근본적인 문제를 해결해주었고, '미백크림은 뻑뻑하다.'라는 기존의 인식을 깨준 제품이었다.

셀라피에 스킨 케어 제품은 있었지만 색조 제품은 없었다. 첫 색조 제품 론칭

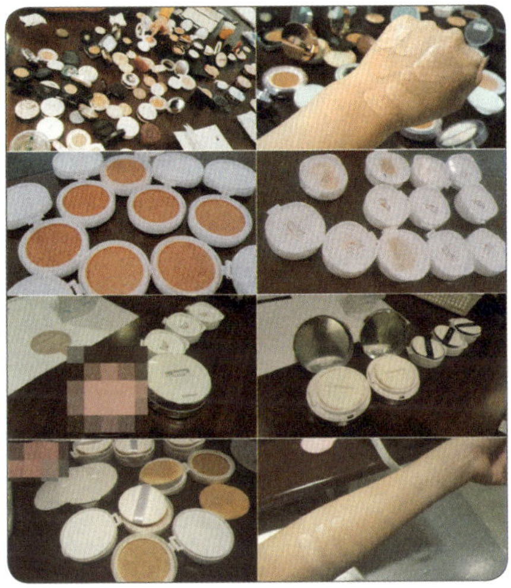

오랜 테스트 과정과 개발 끝에 제품이 탄생하였다.

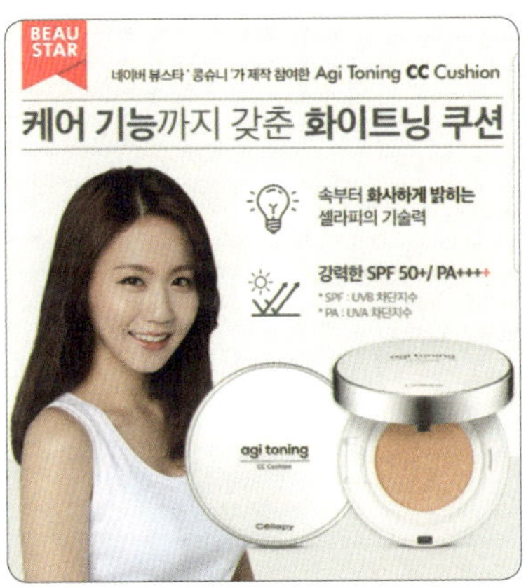

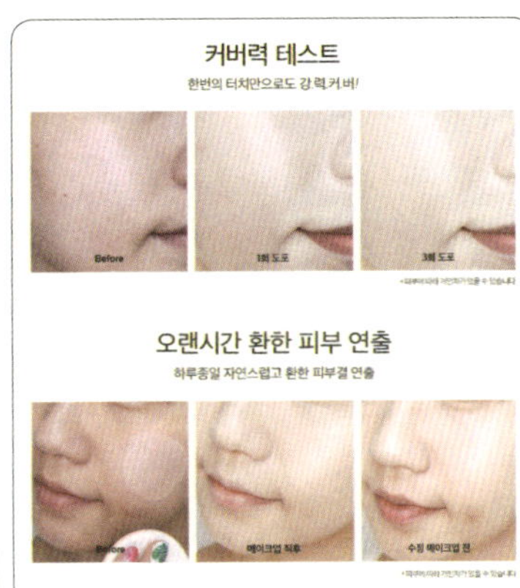

제품 개발 및 마케팅에 참여 중이다.

이 뷰티 크리에이터와의 컬래버레이션으로 이루어진 것이다. 내 블로그에 달린 댓글을 참고해 내가 가지고 있는 제품들 중 인기 있는 쿠션, 예쁜 쿠션, 지속력 좋은 쿠션 등 수십 개를 챙겨서 론칭 회의 때 분석했다. 다양한 시장 조사와 여러 번의 제품 테스트를 통해 제품이 탄생하였고, 제품 론칭 이후 직접 출연하여 촬영 · 편집을 하고 홍보영상을 만들었다. 기획 기사를 쓰고, 강남의 유명 메이크업 숍을 돌아다니며 제품을 홍보했고 방송 프로그램과 매거진에 제품을 직접 노출하는 등 마케팅에도 적극 참여하였다.

제품을 소개하자면 2017년 여름에 출시되었으며 'SPF50+, PA++++'의 강력한 자외선 차단지수는 물론, 발랐을 때 케어와 커버가 동시에 되어 메이크업하는 동안에도 피부를 케어할 수 있다. 쿠션 퍼프 손잡이도 밀착력을 높이기 위해 밴드 부분을 넓게 만들었다.

셀라피 아기토닝 CC쿠션과 닥터지움 BB쿠션 2종이 출시되었는데, 아기토닝 CC쿠션은 환한 피부 관리, 광채피부 표현에 초점을 두고, 닥터지움 BB쿠션은 민감성 피부의 잡티와 홍조 커버에 초점을 두고 만들었다. 아무래도 내 이름을 걸고 오랜 기간 정성들여 만든 쿠션이다 보니 더욱 애정이 간다.

2

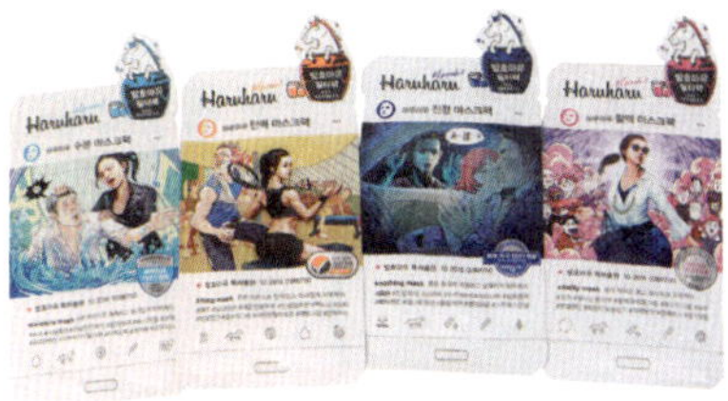

하루하루 마스크팩

나는 이틀에 한 번꼴로 마스크팩을 한다. 피부가 건조할 때에는 1일 1팩을 할 정도로 마스크팩이 습관화되어 있다. 매장에서 증정품으로 나눠주는 마스크팩을 시작으로, 점점 다양한 마스크팩을 사용해보았고 이제는 마스크팩 서랍만 따로 있을 정도로 좋아하게 되었다.

한국의 K뷰티를 이끄는 데 중요한 역할을 한 제품 중 하나가 마스크팩이라고 생각한다. 외국 관광객이 한국에 오면 마스크팩을 대량으로 사가는 경우를 자주 볼 수 있다. 달팽이 마스크팩, 뱀독 마스크팩, 태반 마스크팩, 마유 마스크팩, 겔 마스크팩, 동물시트 마스크팩 등 성분과 시트가 다양하다.

그중 요즘 거의 매일 사용하는 '하루하루 마스크팩'은 나의 인생 템이다. 마스크팩을 홈쇼핑에서도 사보고, 백화점, 로드숍, 드럭스토어, 인터넷 쇼핑몰 등 다양한 곳에서 구매해보았는데, 이 마스크팩은 이마트에서 구매한 것이다. 처음에는 디자인이 재미있어서 구매했다. 발효마유 마스크팩인데 제품 상단에 보면 말이 항

아리에 담겨 있다. 꼭 이 모습이 발효마유 같아서 눈에 띄었다. 요즘 인기인 인스타그램 화면 모양에 탄력, 수분, 활력, 진정 등 마스크팩의 에피소드 그림도 재미있고, 해시태그(#)로 제품의 특징을 나타낸 것도 마음에 들었다.

나는 어떤 마스크팩이든 촉촉해지는 정도는 비슷한 것 같아서 붙이고 있는 15분 동안 답답하지 않고 자극이 없는 시트를 선택 기준으로 삼는다. 이 마스크팩 시트는 텐셀원단이라 부드러워서 건성피부인 나에게 잘 맞는 마스크팩이다.

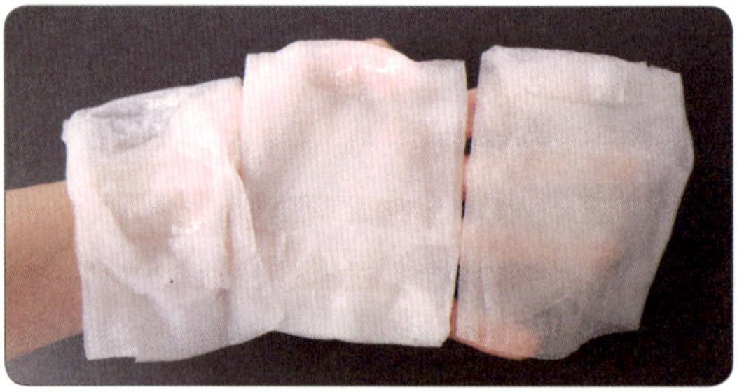

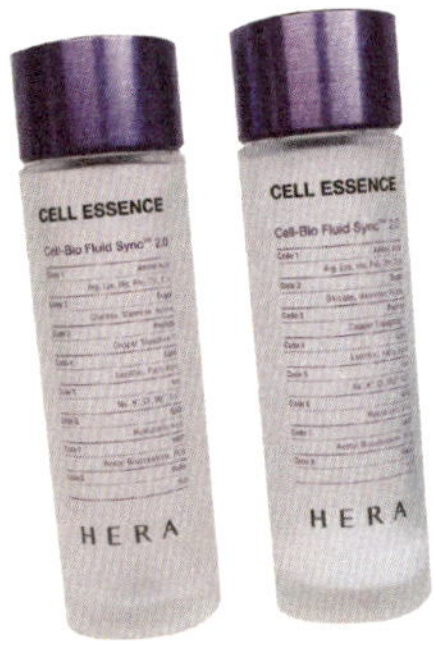

3 헤라 셀에센스

기초 첫 단계와 마무리 단계가 제일 중요하다. 기초 첫 단계에 어떻게 하느냐에 따라 스킨 케어 단계의 흡수가 달라진다. 바빠서 대충 토너로 닦은 날은 크림이 흡수가 덜 되어 있다. 7스킨법이라는 말이 괜히 나온 게 아닌 것 같다.

특히 나는 SK2 피테라 에센스와 헤라 셀 에센스를 꾸준히 사용한다. 헤라 셀 에센스는 워터 타입 에센스로 화장솜에 묻혀 닦아내고 또 손바닥에 덜어 톡톡 두드려 사용한다. 기초 첫 단계에 사용하면 피부가 당김 없이 오랜 시간 촉촉하게 유지가 된다. 나는 이 제품으로 '피부 사막화'를 이겨냈다. 실제로 두바이 사막에 갔을 때 이 제품을 바르고 가서 피부 수분 테스트를 해보았는데, 수분이 오래 유지되었다.

피부결 정돈부터 피부 속 깊숙이 수분이 유지된다. 백화점에 있는 한국 브랜드 제품 중 헤라를 개인적으로 좋아하기도 하지만, 헤라 셀에센스는 여러 통 이상 소진한 꾸준 템이다.

4

바루랩 바루솔 살브크림

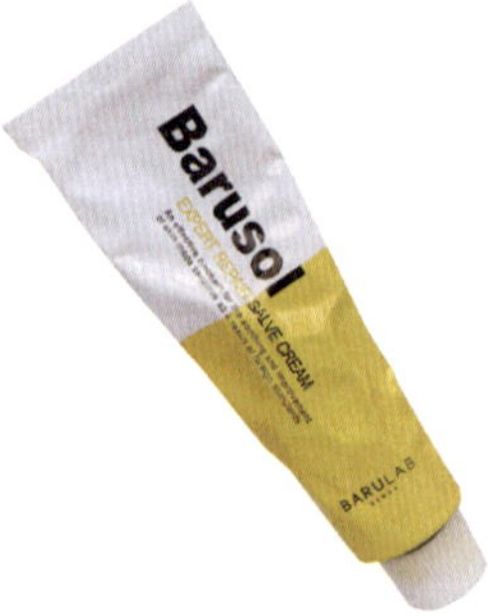

나는 피부가 민감하기 때문에 민감성 화장품과 재생크림을 꾸준히 사용한다. 특히 피부가 많이 지쳤을 때, 트러블 압출을 했을 때 재생크림을 사용하면 회복이 정말 빠르다. 하지만 재생크림은 연고 타입이 많아 너무 무겁고 화장대에 두었을 때 예쁘지 않았다.

그런 와중에 만난 게 바루솔 살브크림이다. 연고 타입인데 노란색이라 제품 외관도 예뻤고, 끈적임 없이 보습력도 좋았다. 이 제품을 꾸준히 사용하게 된 계기는 다소 황당하다.

어느 여름날 밤에 자다가 모기에 물렸다. 잠결에 모기 물린 데를 긁다가 손에 닿는 아무 크림이나 발랐는데 금방 가려움이 사라지고 진정이 되었다. 그때 사용했던 게 바로 이 크림이다.

이후 부위를 가리지 않고 다양한 용도로 사용했다. 알고 보니 피부장벽을 강화하고 수분 공급을 해주는 디펜실플런스라는 성분이 함유되어 있었다. 가격도 나쁘지 않아 꾸준히 사용 중이다.

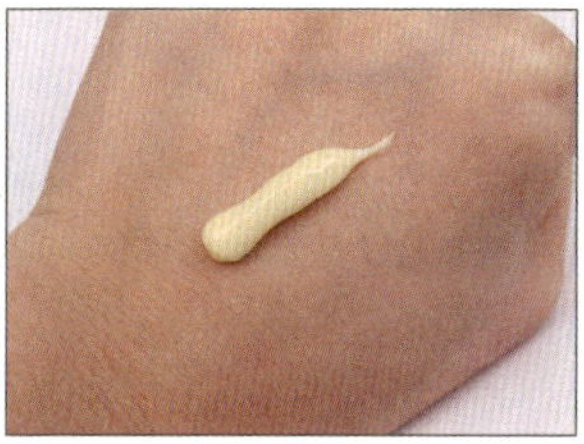

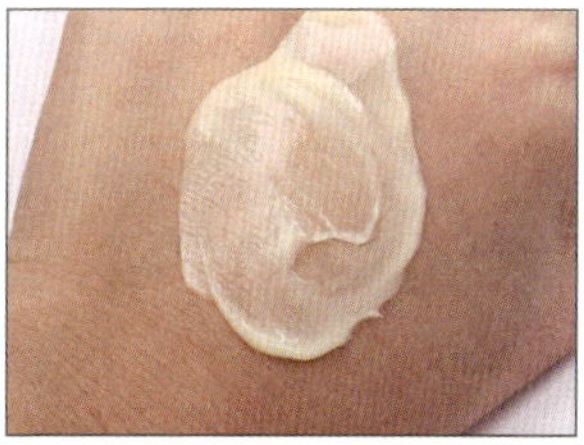

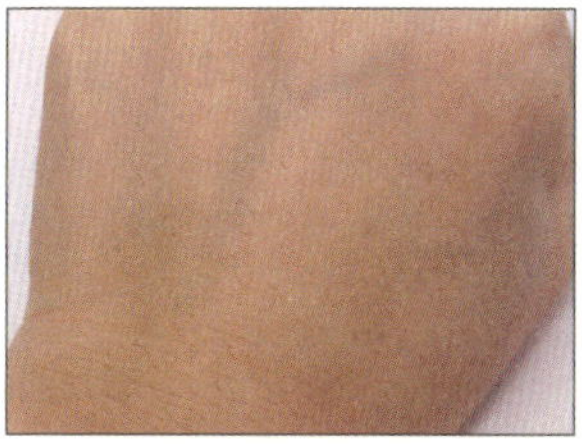

5

바비브라운 아이섀도 토스트

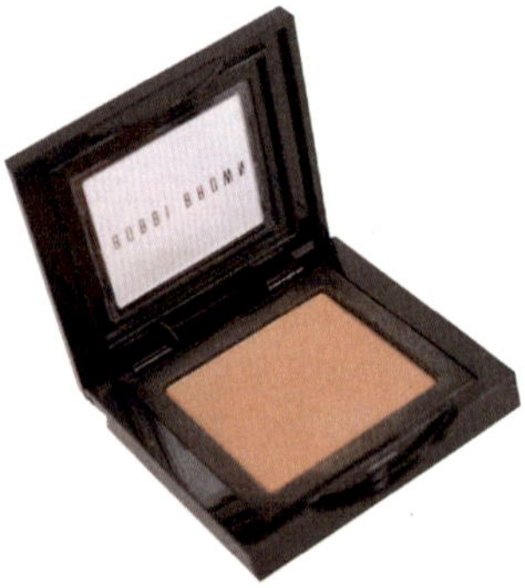

색조 제품은 다양하게 활용할 수 있는 컬러를 좋아한다. 특히 음영 메이크업, 노즈 섀딩, 눈썹 그릴 때, 눈두덩이에 바를 때 등 다양하게 활용 가능한 바비브라운 아이섀도의 토스트 컬러를 좋아한다. 실제로 로드숍에 '바비브라운 토스트 저렴이'가 있을 정도로 토스트의 인기는 높다.

가루날림도 적고, 양도 많아 오래 사용할 수 있다. 제일 좋은 점은 다양하게 활용할 수 있다는 것이다. 무펄이라 피부 표현도 가능해서 부담없이 자주 사용한다.

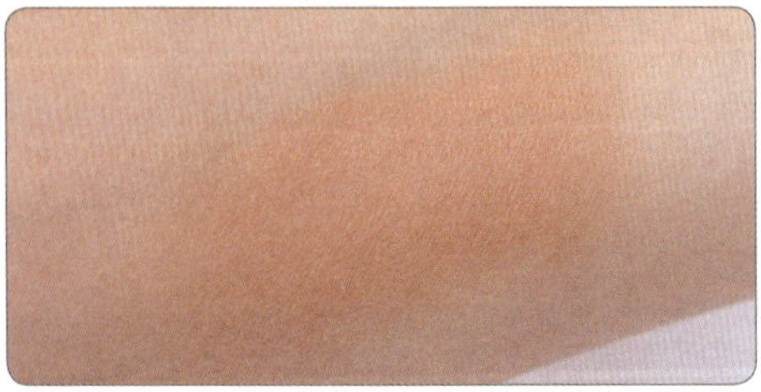

부록

뷰티 & 화장품 용어

뷰티 용어

- **GRWM :** Get Ready With Me의 줄임말로 뷰티크리에이터 사이에서 '말하면서 화장하는 영상'을 가리킨다. 친근하게 화장하는 모습을 볼 수 있다.
- **MLBB :** My Lips But Better의 약자로 '내 입술같이 자연스러우면서도 본래의 입술보다 더 좋아 보인다.'라는 뜻이다. 주로 말린 장밋빛 립스틱을 표현할 때 많이 쓰는 단어이다.
- **MOTD :** 'Makeup Of The Day'의 약자로 '오늘의 메이크업'이라는 뜻이다. 패션에 OOTD(Outfit Of The Day)가 있다면 뷰티에서는 그날그날 메이크업룩을 MOTD라고 한다.
- **각질 :** 모발, 손톱에 분포하며 세포 골격을 이루는 주요 구성 성분이다.
- **각질 제거 :** 표피의 각질 부위를 마찰하거나 문질러서 제거하는 것이다. 흔히 묵은 각질 제거를 가리킨다.
- **계면활성제 :** 클렌저, 샴푸, 치약 등 많은 세정 성분에 들어가는 성분이다.
- **글리세린 :** 피부를 촉촉하게 유지시켜주는 보습 성분이다.
- **나이아신아마이드 :** 미백의 대표적인 성분으로 멜라닌 이동을 억제해준다.
- **노세범 :** 유분, 피지 양을 줄여주는 것이다.
- **리프팅 :** 탄력을 잃고 처지는 피부를 관리해 탄력을 회복시켜 주름을 완화시키는 것이다.
- **매트 :** 제품을 발랐을 때 유분감 없이 보송하게 마무리되는 것이다. 끈적임이 적고 광택감이 없이 컬러감이 선명하게 보인다.
- **메이크업 :** 화장품이나 도구를 사용해 장점은 부각하고 단점은 수정, 보완한다. 원래 외부 먼지, 자외선, 대기오염, 온도 변화에 대해 피부를 보호하고, 기본적인 미화의 목적을 위해 이용된다.
- **모공 :** 털이 나오는 구멍이다. 피지선과 연결되어 피지선에 만들어 내는 피지가 모공을 통해 피부 표면으로 나온다.
- **미백 :** 피부를 하얗게 하는 것이다. 일반적으로 멜라닌 생성 억제를 위해 미백 화장품을 사용한다.
- **보습 :** 피부의 수분을 유지하여 부드럽게 해주는 상태로 피부 보호의 가장 기본이다. 수분이 부족해지면 피부 보호막이 손상되어 거칠어진다.
- **보톡스 :** 단백질의 한 종류인 보툴리눔 독소를 이용해 근육을 마비시켜 잔주름을 없애거나 근육을 분해시키는 시술이다.
- **뷰티 디바이스 :** 미용을 위한 기계이다.
- **브러시 :** 천연모나 인조모로 된 솔. 메이크업 완성도를 높여준다.
- **블랙헤드 :** 피지, 먼지, 땀 등이 뒤엉켜 검게 보이는 현상이다.

- **뾰루지 :** 흔히 부스럼, 옴 등을 일컫는 말이다. 누르면 아픈 붉은 결절로 마찰이 잦거나 땀이 많이 분비되는 부위에 자주 발생한다.
- **세범 :** 피부의 유분, 피지이다.
- **스크럽 :** 물리적으로 문질러 각질을 제거하는 것이다.
- **스킨 케어 :** 피부를 보호하고 관리하는 단계이다. 스킨, 로션, 에센스 등 화장품을 바르고, 마스크팩을 부착하는 스페셜 관리도 모두 이 단계에 해당한다.
- **아토피 :** 가려움증을 주된 증상으로 하는 피부질환이다. 가려움, 피부건조증이 주로 나타난다.
- **아하(AHA)산 :** 각질 관리 및 피부 재생 효과에 탁월한 성분이다.
- **안티 에이징 :** 노화를 방지한다.
- **여드름 :** 모낭에 붙어 있는 피지선에 발성하는 염증성 질환이다. 얼굴, 목, 가슴 등에 흔히 나타나고, 사춘기에 가장 많이 발생한다.
- **오일 프리 :** 오일을 함유하지 않는다.
- **왁싱 :** 털이 난 부위에 왁스를 발라 뽑아내어 관리하는 것이다.
- **인생템 :** 인생 최고의 아이템을 뜻하는 신조어이다.
- **주름 :** 피부의 탄력성이 느슨해져 주글주글하게 보이는 현상이다.
- **코덕 :** 코스메틱 덕후의 줄임말로 '화장품 중독자', '화장품을 좋아하는 사람'을 일컫는 신조어이다.
- **클렌징/세안 :** 얼굴에 있는 노폐물을 말끔히 제거하는 단계이다.
- **톤팡질팡 :** 자신의 피부톤을 잘 알지 못하고 갈팡질팡하는 사람들을 일컷는 신조어이다. 비슷한 말로 톤리둥절, 통체성 혼란 등이 있다.
- **파라벤 :** 파라하이드록시벤조산의 약자로 화장품의 방부제이다.
- **퍼밍 :** 피부의 탄력을 강화시킨다.
- **퍼프 :** 파운데이션이나 파우더를 묻히고 두드리는 도구이다.
- **피지 :** 피부의 피지선에서 나오는 분비물이다.
- **필링 :** 각질(껍질)을 벗기는 행위이다.
- **하같색 :** '하늘 아래 같은 색조 없다.'의 줄임말로 비슷해 보여도 미묘하게 다른 컬러를 가리킨다.
- **하이드레이션 :** 피부에 수분을 공급한다는 뜻이다.

화장품 용어

- **BB크림 :** 피부과 치료 후 피부 재생 및 보호 목적으로 주로 사용하는 제품이다. 요즘은 민낯 화장시 많이 사용한다.
- **CC크림 :** 피부톤을 정리해주는 제품으로 수분감이 좋으나 커버력이 약하다.
- **글리터 :** 화려한 컬러감의 펄 입자이다.
- **로션 :** 피부의 각층에 수분을 주어 피부표면을 관리해주는 수용성 제품이다.
- **립스틱 :** 입술 화장의 기본적인 제품. 막대모양으로 되어 쉽게 바를 수 있다.
- **립틴트 :** 일정 시간 발색시키는 액체로 된 입술 메이크업 제품이다. 착색이 되어 지속력이 좋다.
- **마사지크림 :** 얼굴의 탄력을 위해 피부에 도포 후 핸들링을 통해 집중 보습을 해주는 크림이다. 피부에 생기는 스크래치나 늘어짐을 방지한다.
- **마스카라 :** 속눈썹을 돋보이게 하는 화장품이다.
- **마스크팩 :** 얼굴 모양에 맞추어 제작된 시트에 다양한 영양 성분을 머금고 있어서 피부 컨디션을 회복시키고 수분을 집중적으로 공급시켜주는 스페셜 케어 제품이다.
- **메이크업 리무버 :** 립, 아이 전용 메이크업 제품은 워터프루프 제품과 강렬한 색의 제품이 많으므로 메이크업 리무버로 따로 지워줘야 한다.
- **메이크업 베이스 :** 파운데이션을 바르기 전에 피부톤을 정돈하고, 메이크업이 오래 유지되도록 보습하고 얼굴을 다듬는 제품이다.
- **미스트 :** 스프레이, 분사형 용기에 들어 있는 화장수이다. 얼굴이 건조할 때나 수정 화장을 할 때 뿌려 수분을 공급해준다.
- **보디크림 :** 목욕, 샤워 후 온몸에 발라 피부 방어막을 유지시켜 건조해지는 걸 막아주는 제품이다.
- **볼터치 :** 블러셔, 치크 모두 같은 말이다. 건강하고 혈색 있는 분위기를 만들 수 있고, 색상, 위치, 범위에 따라 얼굴 결점을 보완할 수 있다.
- **세안비누 :** 고급지방산을 고체로 압축시켜놓은 것으로 세정할 때 사용하는 제품이다.
- **스킨/토너 :** 기초 첫 단계에 사용하는 화장수이다.
- **아이라이너 :** 선명하고 또렷한 눈매를 연출하기 위해 눈 주위에 선을 그리는 제품이다.
- **아이브로 :** 눈썹을 그리는 화장품이다.
- **아이섀도 :** 눈을 두드러지거나 더 매력적으로 보이게 하는 제품이다. 주로 고형 파우더로 되어 있다. 요즘은 스틱섀도, 글로스 타입 등 다양한 타입이 있다.
- **아이크림 :** 눈매, 눈두덩이, 눈밑 부위의 탄력, 미백, 주름 방지 등을 위한 기능성 제품이다.

- **에멀전 :** 크림과 로션이 하나의 물질로 섞여 있는 상태이다.
- **에센셜 오일 :** 식물에서 추출한 천연 보습 성분이다.
- **에센스/앰플 :** 기초 케어 중 영양 성분을 농축한 제품이다.
- **인조 속눈썹 :** 인조모발로 된 부착하는 속눈썹이다. 속눈썹을 더 길고 풍성하게 보이게 한다.
- **일루미네이터 :** 얼굴의 빛을 내는 진주 펄 입자를 넣은 리퀴드 제형의 제품이다.
- **자외선 차단제 :** 자외선으로부터 피부를 보호해주는 제품이다. 물리적으로 자외선을 차단하는 무기자차와 화학적으로 자외선을 차단하는 유기자차로 크게 나뉜다.
- **컨실러 :** 피부 결점을 집중적으로 커버해주는 제품이다.
- **쿠션 :** 스펀지에 베이스 메이크업 제품이 스며 있는 상태에서 얼굴에 편하게 바르는 제품으로 초보자도 쉽게 메이크업을 할 수 있고 휴대가 간편하다.
- **크림 :** 마무리 단계에 보습막을 씌워주는 제품이다. 피부 수분 증발을 막아준다.
- **클렌징 로션/크림 :** 문질러서 메이크업을 녹여내며 마사지해주어 노폐물을 제거하는 제품이다.
- **클렌징 워터 :** 화장솜에 묻혀 닦아내는 타입으로 메이크업 잔여물을 산뜻하게 닦아낼 수 있다.
- **클렌징 티슈 :** 물티슈 타입으로 내용물이 적셔진 채 밀폐되어 있어서 언제 어디서든 닦아내어 세안하기 좋다.
- **클렌징 오일 :** 메이크업 잔여물을 녹여내면서 보습을 해주는 세안제이다. 얼굴 전체에 바른 후 물을 묻혀 마사지해준 후 물로 헹궈낸다.
- **트윈케이크 :** 파운데이션과 팩트파우더의 역할을 동시에 하는 제품이다.
- **파우더 :** 유분기를 잡아주며 메이크업을 마무리해주는 제품이다. 메이크업이 장시간 유지될 수 있게 감싸준다. 가루 파우더는 루스파우더, 고체 형태는 파우더팩트라고 한다.
- **파운데이션 :** 얼굴의 결점은 가려주며 얼굴톤을 고르게 표현해주는 베이스 메이크업 제품이다.
- **폼 클렌저 :** 거품을 내어 얼굴의 노폐물을 제거해주는 세안제이다.
- **프라이머 :** 파운데이션 사용 전에 파운데이션의 밀착력을 높이며 메이크업을 오래 유지하도록 도와주는 제품이다. 주로 피지 흡착, 보습 등의 역할을 한다.
- **핸드크림 :** 손등은 피부가 유난히 얇고 부드럽고 쉽게 건조해진다. 핸드크림을 발라 보습을 해주어 주름이 생기는 것을 방지해준다.
- **화장품 :** 용모를 밝게 변화시키거나 피부와 모발의 건강을 유지 또는 증진시키기 위하여 인체에 사용하는 물품이다.

Epilogue

뷰티에서 가장 중요한 것은?

기초? 색조? 클렌징? 뷰티에서 가장 중요한 것은 바로 꾸준함, 즉 습관이에요. 클렌징도 스킨 케어도 마스크팩도 꾸준히 했을 때 효과를 볼 수 있어요. 피부가 안 좋아졌을 때 수습하려고 하면 이미 늦어요. 실제 나이는 들어도, 주름 깊이는 얕도록 꾸준히 관리해서 동안 피부로 유지하는 게 중요해요.

앞으로도 계속 신제품이 출시되고, 뷰티 시장이 변화하겠지요. 화장품을 사랑하는 저로서는 뷰티가 인생의 전부라고 말할 수 있어요. 화장품은 아름답게 꾸며주고 더 당당하게 변화시켜주는 마법봉과 같아요.

앞으로도 꾸준히 뷰티에 대한 연구를 하는 뷰티크리에이터가 되도록 노력하겠습니다. 부디 이 책이 뷰티에 대한 고민을 해결하는 데, 더욱 아름다워지는 데 도움이 되면 좋겠습니다.